Minhas Melhores Dicas de Saúde

Dr. Rüdiger Dahlke

Minhas Melhores Dicas de Saúde

Manual Prático de Qualidade de Vida
do Dr. Rüdiger Dahlke

Tradução
KARINA JANNINI

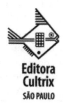

Editora
Cultrix
SÃO PAULO

Título original: *Meine besten Gesundheitstipps.*
Copyright © 2008 Wilhelm Heyne Verlag, Munique, uma divisão da Verlagsgruppe, Random House GmbH, Munique, Alemanha.
Copyright da edição brasileira © 2012 Editora Pensamento-Cultrix. Ltda.
Texto de acordo com as novas regras ortográficas da língua portuguesa.
1ª edição 2012.
Todos os direitos reservados. Nenhuma parte desta obra pode ser reproduzida ou usada de qualquer forma ou por qualquer meio, eletrônico ou mecânico, inclusive fotocópias, gravações ou sistema de armazenamento em banco de dados, sem permissão por escrito, exceto nos casos de trechos curtos citados em resenhas críticas ou artigos de revistas.

A presente obra foi cuidadosamente elaborada. No entanto, nem o autor nem a editora se responsabilizam pelas informações apresentadas, tampouco por eventuais prejuízos ou danos que possam resultar das indicações práticas feitas no livro.

Design da capa: HildenDesign, Munique. Foto © Sissi Furgler.

Coordenação editorial: Denise de C. Rocha Delela e Roseli de S. Ferraz
Preparação de originais: Roseli de S. Ferraz
Revisão: Indiara Faria Kayo
Diagramação: Fama Editoração Eletrônica

Dados Internacionais de Catalogação na Publicação (CIP)
(Câmara Brasileira do Livro, SP, Brasil)

Dahlke, Rüdiger
  Minhas melhores dicas de saúde : manual prático de qualidade de vida / Rüdiger Dahlke ; tradução Karina Jannini. — São Paulo : Cultrix, 2012.

  ISBN 978-85-316-1177-3

  1. Saúde — Guias I. Título.

12-00135   CDD-613

Índices para catálogo sistemático:
1. Saúde : Medicina : Guias 613

Direitos de tradução para o Brasil adquiridos com exclusividade pela
EDITORA PENSAMENTO-CULTRIX LTDA.
Rua Dr. Mário Vicente, 368 — 04270-000 — São Paulo, SP
Fone: (11) 2066-9000 — Fax: (11) 2066-9008
E-mail: atendimento@editoracultrix.com.br
http://www.editoracultrix.com.br
que se reserva a propriedade literária desta tradução.
Foi feito o depósito legal.

Sumário

Introdução 9
Beber água para evitar a desidratação 13
Alimentação correta 16
Jejum — saúde por meio da renúncia aos alimentos 20
Ganhe saúde dormindo! 22
Descubra seu próprio ritmo! 25
Respirar fundo como forma de evitar a agitação e a morte prematura 27
A sensualidade como elixir da vida 30
Ouvindo o corpo — aprendendo a linguagem da alma 33
Adaptação como oportunidade 36
Organizando a administração da energia 39
Alimentação natural para o bom humor 42
Assegurando a integridade espiritual do corpo 45
Uma vida animada 48
Descobrindo a calma interior 50
Aprender e crescer ao longo da vida 53

Exigir de si mesmo e estimular a si mesmo 56
Viva a agressão saudável!... 58
O caminho é o objetivo... 61
Desenvolvendo a alegria e a vontade de viver.............. 63
Descobrindo a própria missão e o próprio caminho..... 66
Ter como tarefa o prazer de viver 69
Mantendo-se em movimento....................................... 71
Regeneração e equilíbrio.. 73
Descubra o sentido da vida!... 76
Deixando algumas coisas pelo caminho 78
Confiança primordial como base da vida 80
Mágoas antigas como novas fontes de energia............. 82
A sombra como oportunidade..................................... 84
Humildade como provisão 86
O centro como objetivo... 88
Sonhos como psicoterapia 90
Rituais como auxílio ao longo do caminho................. 92
Quando o caminho é oferecer ajuda 95
Aprendendo a aceitar ajuda 97
Transformando os obstáculos em adubo durante a
    própria caminhada 99
Aprendendo a agradecer 101
Desenvolvendo a força do coração............................... 103
Aprendendo a respeitar a vida...................................... 105
(Re)conhecendo os altos e baixos da vida.................... 107

Perdoar para facilitar o percurso da vida 109
Aprendendo a ver o acaso como regra no jogo do universo 111
Diferença entre responsabilidade e culpa 113
Reconhecendo o amor como oportunidade 116
Descobrindo o ciúme 119
O planejamento da vida 121
Praticando a lentidão 123
Reconhecendo a realidade e a verdade 125
O tempo e sua qualidade 128
Descobrindo a divagação, a distração e o entretenimento.. 131
A posse e a obsessão 133
Permitindo-se a própria felicidade 136
Adquirindo sabedoria 139
Os sintomas como auxílio ao desenvolvimento 141
Autoconhecimento 143
Aprendendo com o yin e o yang 145
Aprendendo a compreender a polaridade, o mundo dos opostos 147
Reconhecendo a essência dos acidentes e acasos 150
A coragem como estímulo 152
Entendendo a espontaneidade como oportunidade 154
Vivendo com os elementos 156
Campos e ritmos 158
O amor como meta na vida 160
Apêndice 162

Introdução

"Não tratem as coisas essenciais com prolixidade." Essa frase do filósofo medieval Guilherme de Ockham pode servir como lema para esta coleção de dicas destinadas à saúde física, psíquica e mental. Geralmente, como pontapé inicial, basta um pensamento que nos impressione, que nos atinja e nos convença. Os breves capítulos apresentados a seguir farão justamente o papel desse pontapé inicial.

A coleção de ideias e dicas é resultado de meu trabalho de psicoterapia e aconselhamento, realizado ao longo de muitos anos. Trata-se de um trabalho holístico no melhor sentido do termo. Portanto, aqui o leitor encontrará indicações para conduzir uma vida saudável em todos os campos; por exemplo, quanto à alimentação e à respiração, bem como quanto à maneira como ele costuma lidar com seu patrimônio, com seu descanso, com o sexo e, sobretudo, com a própria existência.

Pode-se ler este livro do começo ao fim ou a partir da página em que for aberto. Ele também é muito apropriado para quem deseja escolher o lema para um dia, o tema para uma semana, um mês ou até mesmo para um novo ano. Além disso, pode fazer as vezes de uma espécie de oráculo: basta abrir uma página aleatoriamente para se surpreender com a dica certa. Esse modo de proceder oferece indicações valiosas sobre os campos que favoreçam a saúde e as próximas etapas de desenvolvimento convenientes ao leitor naquele momento. O leitor aprende ainda a se conhecer profundamente a partir daquilo que sente; aprende a conhecer sua intuição, que sabe o que lhe faz bem ou não.

Dessa maneira, espero que este pequeno livro e meu trabalho deem um passo a mais em seu propósito de fazer com que a saúde, em seus vários aspectos, seja considerada em relação à vida. Aumentando com o passar do tempo, a própria intuição poderia promover o desenvolvimento até mesmo de uma espécie de sistema de autodiagnóstico. Pois quem consultar intuitivamente um tema sobre o próximo passo a ser dado no que se refere ao desenvolvimento ou ao tratamento, por certo também poderá tirar conclusões sobre os problemas. Por exemplo, quem abrir o livro no capítulo sobre o jejum poderá concluir que o acúmulo de toxinas é um tema pertinente a ele. Se o leitor não exigir demais desse tipo de consulta, ela poderá ser utilizada como uma importante decisão para o futuro e um auxílio em sua vida. Naturalmente, no caso de sintomas graves, o diagnóstico não deve ser estabelecido com base em um livro, e sim após consulta a um terapeuta competente.

Diz um ditado islâmico: "Amarra teu camelo e confia em Alá!" Quem tem um camelo e uma corda, deve garantir o primeiro utilizando a segunda, e só então confiar em Alá. Por outro lado, quem tem um problema e juízo deve resolver o primeiro aplicando o segundo, e não confiar cegamente num oráculo ou em coisa semelhante. Quem age segundo o lema "sempre confio totalmente em Deus" e atravessa a rua sem olhar para a esquerda e para a direita obviamente está cometendo um erro. Está chamando sua tolice de confiança. Pessoas que acreditam que errar é humano se enganam, pois é totalmente sensato usar o cérebro.

O que um livro como este pode e pretende fazer não é, portanto, tirar de seus leitores o trabalho de pensar, sentir, decidir ou agir. Ao contrário, sua intenção é complementar, aprofundar, inspirar e estimular as possibilidades pessoais do leitor, além de conscientizá-lo dos contextos e sugerir-lhe caminhos. Toda indicação deste livro que lhe interessar e o ajudar pode aliviar sua vida cotidiana e torná-la mais bela. Pode também tornar-se um passo a mais no caminho rumo a Deus ou a seu reino dentro do próprio leitor. É o que lhe desejo de todo o coração.

Beber água para evitar a desidratação

Beber água para ter uma vida mais longa

"A água é a bebida do campeão mundial", diz Baldur Preiml,* que deve mesmo conhecer o assunto, pois, como treinador, transformou alguns esportistas em campeões mundiais e vencedores de Olimpíadas. A água, que compõe mais de dois terços de nosso corpo, é nosso principal *alimento*, e bebê-la é a maneira mais simples e eficaz de proteger a saúde: pelo menos dois litros por dia prolongam a vida e melhoram sua qualidade!

Por ser a bebida mais importante e, ao mesmo tempo, mais barata, a água pode evitar uma carência inesperada se ingerida pura ou em chá de ervas medicinais. Os sucos só

---

* Atleta e treinador austríaco de esqui. (N. da T.)

são recomendáveis quando diluídos em muita água. O álcool, bem como os refrigerantes adoçados, retêm líquidos. Para ser neutralizada, cada dose de aguardente requer uma quantidade de água 16 vezes maior. Prova disso é a sede intensa sentida na manhã seguinte.

No fundo, parece bastante simples, mas frequentemente não é. Para aqueles que não aprendem a lição a tempo, os problemas resultantes podem ser enormes. Muitas vezes, idosos encaminhados ao setor de psiquiatria por apresentarem sinais de perturbação estão apenas desidratados. Muitos chegam às casas de saúde porque, por iniciativa própria, bebem pouca água. O organismo de uma pessoa com mais idade já não consegue compensar essa carência nem driblá-la como faz um organismo jovem.

Além da quantidade, mais de dois litros de água por dia elevam, sobretudo, a qualidade de vida — toda gota de suor é sinal de saúde, desde que reposta por boa água.

Uma dica é colocar os dois litros de água em recipientes usados habitualmente. Podem ser quatro canecas de meio litro, oito copos de 250 ml, 16 copinhos ou xícaras de café de 125 ml. Se a questão é quantidade, parece muito, mas não é. A melhor água é aquela encanada, pois água boa é a que não fica parada. Em contrapartida, água mineral e engarrafada nunca é fresca. Mesmo as que provêm das melhores fontes e dos melhores lençóis freáticos sofrem perdas evidentes de qualidade, especialmente quando armazenadas em garrafas plásticas. Muitas vezes, a água potável nelas contida é a mesma que se usa para refrigerá-las durante sua produção. Mesmo quando enchidas várias vezes com água neutra, as garrafas plásticas não perdem o gosto do refrigerante que contiveram, o que prova que o plástico reage com o líquido.

Quanto aos minerais, os que precisamos consumir não estão contidos na água, pois, nessa forma anorgânica, eles não são facilmente absorvidos. Devemos absorvê-los, isso sim, com a ingestão de frutas e verduras variadas e frescas.

A água, como forma primordial de todas as bebidas, tem muito mais a nos oferecer: ela é não apenas a base de nossa seiva, o sangue, como também o fundamento de todo o nosso corpo. Se ela compõe a maior parte de nosso organismo, seria de esperar que a consumíssemos em sua melhor forma, mais fresca e natural. É uma grande dádiva, porém pouco apreciada, o fato de que nos países alpinos, por exemplo, ainda haja uma abundância de água de excelente qualidade. Neles, a água utilizada para higiene pessoal tem uma qualidade com a qual os californianos só podem sonhar. Quem ligar para o serviço de abastecimento de água ficará sabendo de onde vem a água encanada. Na maioria das vezes — pelo menos no que se refere aos países de língua alemã —, a melhor água nos chega pela torneira por um preço irrisório.

Alimentação correta

Alimentação correta como proteção contra a baixa imunidade, o esgotamento e o sobrepeso

"Você é o que come", diz um ditado. Por acaso significa que quem come porco se assemelha a esse animal, quem come hortaliças fica com cara de repolho e que os amantes das frutas nelas se transformam? Claro que não é bem assim, mas o ditado serve para nos lembrar quão importante é um alimento saudável e adequado ao indivíduo.

Até hoje, o intestino nunca transformou ninguém em santo; ao contrário, significou doença ou saúde para muita gente. Quem ingere medo logo é preenchido por ele. Nesse sentido, é terminantemente desaconselhável o consumo de animais abatidos em situações de pânico. Uma alimentação correta nos protege contra doenças e a diminuição de energia mediante o aumento das defesas e da vitalidade.

O ser humano deveria alimentar-se de acordo com sua espécie, ou seja, como ser humano. Os dentes e o intestino permitem que ele coma de tudo, porém, dentre os animais, aproximam-no mais dos herbívoros do que dos carnívoros. Em vez de devorar a comida ao estilo dos animais de rapina, ele deveria fazer suas refeições desfrutando do modo como seus molares, ou seja, seus dentes moedores, mastigam, sobretudo, os legumes, as frutas, as hortaliças e os grãos. Assim é que se chega à mistura correta. Quando carboidratos, proteínas e gorduras aparecem, por exemplo, em uma proporção de 40:30:30 — com referência às calorias, e não ao volume —, estamos no caminho certo.

Obviamente, isso significa uma montanha considerável de carboidratos, presentes, por exemplo, em frutas e legumes, e, comparativamente, apenas um montinho modesto de peixe ou gordura, uma vez que a mesma quantidade destes possui muito mais calorias. Isso vale especialmente para a gordura, que por grama tem o dobro de valor calórico em relação à proteína e ao carboidrato.

Além disso, se nossos alimentos merecem ser traduzidos como nossos meios de existência e contêm o que realmente precisamos, podemos nos preparar para uma vida completa (e orgânica), aberta para o prazer saudável, e, ao mesmo tempo, manter nosso peso. Numa época em que os alimentos "normais" há muito deixaram de sê-lo, pois, embora contenham calorias mais do que suficientes, apresentam cada vez menos vitaminas, minerais e, sobretudo, os chamados materiais vegetais secundários, o alimento orgânico é indispensável. Quem consome comida barata e de pouco valor nutritivo, que, nesse meio-tempo, passou a ser vista como normal, sofrerá, em igual medida, de excesso (de calorias) e falta (de substâncias vitais) e engordará, pois seu organismo desesperado irá necessariamente acusar fome enquanto lhe faltar alguma coisa.

Além de nos adequarmos à nossa espécie, teríamos de nos adaptar à nossa constituição individual e descobrir se nos falta frio ou calor vital.

Quem tem mais facilidade para descarregar a própria raiva pode precaver-se contra o superaquecimento com alimentos frescos. Já aqueles cujo organismo requer refeições que aqueçam o coração podem precaver-se contra resfriados e falta de energia com os condimentos corretos.

Se esses três "pilares da alimentação" (relação correta entre carboidratos, proteínas e gorduras; alimentos orgânicos e alimentação adequada ao indivíduo) forem mantidos, também se terá feito — no que se refere à alimentação — tudo o que é necessário contra uma acidificação excessiva.

A esse respeito, outras medidas auxiliares viriam da respiração integrada e do movimento no chamado equilíbrio de oxigênio.

A escola superior de alimentação constrói-se sobre essa base. A alimentação como forma de estimular o cérebro (*brainfood*) deveria apostar nos óleos certos e, sobretudo, evitar as gorduras endurecidas (gorduras trans), tais como as presentes nas margarinas, escolhendo em seu lugar a proporção correta entre as gorduras que contenham ômega 3 e 6.

Uma boa recomendação é o consumo de peixes — principalmente os de água fria — e de nozes, que até já lembram a forma do cérebro.

Para os que têm em mente os afrodisíacos e os alimentos que influem no humor (*moodfood*), não se pode prescindir de quantidades suficientes de serotonina, o hormônio do bem-estar, o que requer decisões mais ponderadas, como a de consumir o preparado *Aminas** à base de vegetais crus.

A longo prazo, a tentativa recorrente de compensar sua carência (de serotonina) com chocolates e bananas se mostra insatisfatória e repleta de efeitos colaterais.

---

* Marca alemã de produtos naturais. (N. da T.)

Jejum – saúde por meio da renúncia aos alimentos

Desfazendo bloqueios e protegendo-se dos excessos

"Comer e beber mantêm a alma e o corpo juntos", diz o ditado popular. Quem jejua conscientemente e deixa de se alimentar por determinado período permite à sua alma que se liberte um pouco da "junção" com o corpo, se torne mais livre e tenha mais consciência de si mesma. No jejum, ela passa pela experiência de nunca ter sido corpo. Em vez disso, por um período da vida, é um ser alado que reside nesse corpo. Por essa razão, Santa Teresa de Ávila recomenda tratá-lo bem, para que nele a alma encontre uma boa morada. Outras culturas falam da alma como um pássaro, que por um período se instalam nesse ninho que é o corpo.

Quando o corpo aprende a renunciar aos alimentos sob a forma de jejum, ele se torna autossuficiente e modesto, limitando-se ao essencial. Acúmulo e bloqueio de substâncias são desfeitos, deixando o corpo mais livre e permeável para todas as energias vitais. Ao perder peso, o corpo ganha em todos os outros planos. Suas manifestações vitais tornam-se mais nítidas, e tanto a flexibilidade quanto a sensibilidade crescem em igual medida. Hildegard von Bingen partia do princípio de que, dos 35 vícios que conhecia, 29 poderiam ser melhorados com o jejum, apenas cinco permaneceriam inalterados e somente um, a soberba, aumentaria. Porém, se esse perigo de desenvolver arrogância e presunção já fosse conhecido de antemão, poderia ser bem controlado — conforme se comprovou ao longo dos trinta anos em que dei seminários sobre o jejum — e deixaria de ser um problema grave.

Nos olhos de quem jejua, além da capacidade de enxergar, cresce aquela de conhecer, de prever e de olhar para dentro de si mesmo. Os ouvidos passam a captar os sons com mais acuidade e abrem-se para a voz interior. Coração e rins, fígado, todos os órgãos retornam à sua forma original. Mas, enquanto o coração físico se retrai de maneira saudável, o verdadeiro coração pode expandir-se. Se, por um lado, com o jejum conseguimos deixar o cós das calças mais folgado e ampliar nossa consciência, por outro, protegemo-nos contra a degeneração e o declínio e aprendemos que menos é mais.

Ganhe saúde dormindo!

O sono como proteção contra a fadiga

Você sabia que passamos um terço da vida dormindo, sendo que nosso maior objetivo é despertar? Todavia, dormir o suficiente representa muito mais proteção do que perda de tempo, e cuidar do bom sono é uma questão de inteligência. Em nenhum outro lugar passamos mais tempo do que no quarto em que dormimos, o que o torna o local mais importante da casa. O quarto também precisa ser o cômodo mais tranquilo e arejado, em resumo, o melhor espaço de nossa residência, aquele em que, acima de tudo, não somos perturbados por barulhos externos e internos, vazamentos de gás vindo de fora ou de dentro da residência, radiações eletromagnéticas ou de outra ordem, bem como por veios de água ou qualquer outro campo que produza algum tipo de perturbação. Feliz daquele que tem uma televisão no quarto: ele poderá se livrar dela e, assim, elevar de uma só vez e em grande medida não apenas a qualidade de seu sono, mas também de sua vida!

Mesmo quando não percebemos todos os incômodos, a alma e o organismo o fazem. Por isso, o melhor quarto precisa ter o melhor lugar na casa e a melhor cama. Como base do sono, ele é o lugar da regeneração e da regressão, que devem ocorrer em meio a uma temperatura agradável e uma sensação de aconchego, semelhantes às do ventre materno. "Quem boa cama faz nela se deita", diz com frequência o dito popular. Dentre os móveis, a cama merece o primeiro lugar na casa. Seu coração, o colchão, é o que nos sustenta e suporta. Por isso, precisamos escolhê-lo bem e nele nos sentirmos confortáveis, para assim podermos acolher, como um presente extra, a psicoterapia noturna por meio de imagens anímicas. O colchão deve dispor de elasticidade em um ponto determinado; portanto, não deve reagir como um trampolim em toda a sua superfície, e sim apenas no local em que realmente receber peso. A coberta pode pesar sobre nosso corpo ou nos conferir calor e proteção, como se estivesse flutuando sobre nós.

Poucas coisas são tão compensadoras quanto um bom sono. Uma breve sesta é capaz de salvar a segunda metade do dia, prolongar e aprofundar a vida, além de, ao mesmo tempo, favorecer o despertar definitivo. Quem aprende a reconhecer e a utilizar esse tipo de descanso terá mais facilidade para dar um passo além no relaxamento profundo do dia a dia, que, com o tempo, alcança o transe e traz resultados ainda melhores. A sesta também pode trazer de volta, sobretudo, o verdadeiro fim de expediente, que, nas últimas décadas, deixou de existir para a maioria das pessoas. Se a miséria primária (o trabalho) converte-se em miséria secundária (a televisão), ainda estamos falando de fim de expediente, embora há muito tempo se trate, na verdade, de uma tragédia. Contudo, quem se dedica a um breve e profundo relaxamento após o trabalho consegue, de fato, descansar de todo o seu dia durante a noite.

O sono ainda guarda uma boa quantidade de segredos que vale a pena descobrir.

Descubra seu próprio ritmo!

Um ritmo de vida saudável como proteção contra a desarmonia

Panta rhei — tudo flui, já sabia o pré-socrático Heráclito na Antiguidade. Toda vida é ritmo, revelou Rudolf Steiner. Toda vida é dança, escreveu Richard Alpert. Tudo é vibração, descobriram os físicos atômicos da atualidade.

A vida é movimento, e quem já não se movimenta está quase morto. Como um rio, nossa energia vital corre da fonte para o mar — sempre em movimento, da crista para o côncavo da onda, sem cessar ela nos leva para cima e para baixo. É tão certo que toda subida seja seguida por uma descida quanto esta pela próxima subida. Nesse sentido, não devemos ficar muito eufóricos na subida nem nos entristecer demais na descida. Esta é a lei atemporal do ritmo, que a vida sempre segue em toda parte. Confiar espontaneamente nessa lei é a melhor proteção contra decepções e uma garantia para se ter vitalidade.

Não é possível preservar nenhuma fase da vida, e quem tenta prolongar momentos de plenitude acaba colhendo monotonia e estagnação. A vida irá evitá-lo, pois assim é seu ritmo. No entanto, quem encontrar seu próprio ritmo e desfrutar da ocasião, salvará sua vida em todos os momentos.

O movimento externo dá ao corpo a oportunidade de encontrar seu ritmo, enquanto o interno permite à alma viver o seu. "Tomara que nada aconteça", é o desejo de quem rejeita a vida e impede o ritmo. Estar aberto para os altos e baixos da vida é a característica de uma busca vital.

Em vez de morrermos aos 40 anos e nos deixarmos enterrar apenas aos 80, poderíamos prestar atenção ao ritmo da vida e nos entregar espontaneamente às suas ondas. Por toda parte onde houver vida, também haverá ritmo. Se o ritmo do coração passa a adotar um compasso regular, o perigo que se corre é grave, como hoje bem sabe até mesmo a medicina acadêmica. Nesse sentido, vale a pena deixar o coração, que é um órgão com ritmo próprio, bater em ritmo vital e dar-lhe a atenção que ele merece, por exemplo, permitindo que ele sorria tanto quanto possível. Quem passa pela vida com um coração sorridente não apenas vive mais, como também ganha mais saúde para si e para seu coração.

Respirar fundo como forma de evitar a agitação e a morte prematura

Viver é mais do que sobreviver — a respiração é o que garante a vida

Segundo um mito oriental, no início da vida, a todo indivíduo é atribuído um número de respirações. Quem tem uma respiração ofegante também terá, por conseguinte, uma vida curta e frenética, e em pouco tempo acabará com ela. Por outro lado, quem aprende a respirar fundo estará entre os vencedores e poderá desfrutar plenamente da vida.

Maha atma é como os indianos denominam uma "grande alma" e a "grande respiração". O termo alemão *atmen*, que significa "respirar", também se espelha na expressão indiana. Mahatma Gandhi, por exemplo, era uma grande alma e, conforme mostra a história, tinha uma grande e profunda respiração. Falamos de *inspirações*, ouvimos falar de pássaro da alma e sabemos que o termo *psique* significa tanto "alma" quanto "sopro". Segundo consta, com seu sopro, Deus teria insuflado a vida em nós.

Aprender a respirar fundo significa superar o medo da vida e deixar todas as limitações para trás. Nesse sentido, respirar fundo ajuda a ter confiança, prolonga a vida, evita a agitação e leva ao sucesso.

Além disso, a respiração é uma maneira de lançar pontes, no sentido mais profundo do termo, uma vez que ela une o consciente e o inconsciente. Passando despercebida durante a maior parte do tempo, ela pode ser notada a qualquer momento. Entre corpo e alma, ela é o pontífice. Ao mesmo tempo, exprime com precisão o estado da alma, por exemplo, quando se interrompe diante de um susto. No corpo, a respiração une o lado esquerdo e feminino ao lado direito e masculino, a parte superior à inferior do corpo, bem como a anterior à posterior.

Através da respiração, todas as células no indivíduo e todos os indivíduos na Terra estão em contato uns com os outros. A respiração tem de alcançar e envolver a todos, caso queiram tomar parte da vida. Junto com as plantas verdes da Terra, respiramos em um grande círculo vital, absorvemos o que elas liberam e lhes damos aquilo de que necessitam. Assim como elas nos presenteiam, nós as presenteamos.

Chamamos o processo como um todo de fotossíntese e oxidação, ou simplesmente de vida.

Podemos continuar a respirar como antes e sobreviver. Todavia, também poderíamos respirar para viver e nos abrir para novos espaços da consciência. A respiração integrada seria um caminho maravilhoso para alcançarmos esses espaços. No impulso de uma respiração libertada como essa, o pássaro da alma consegue sentir a si mesmo e dar um novo sentido e uma orientação para a vida.

A sensualidade como elixir da vida

Satisfazer a sexualidade como fonte de energia e escudo contra a resignação

Com o passar do tempo, Eros, um dos grandes deuses gregos, entrou em declínio tal como seu tema, o amor erótico. Já como Amor em Roma, ele era apenas um menino que, às escondidas, acertava flechas no coração das pessoas. Desde então, vinga seu rebaixamento promovendo confusões de toda sorte. Atualmente ele se encontra relegado ao grau mais baixo do reconhecimento e, nos programas da TV a cabo que passam após as 23 horas, tem de lutar para atrair a atenção de telespectadores frustrados, que até para praticar o onanismo não têm nenhuma imaginação.

No entanto, o amor erótico é uma ótima possibilidade para se superar a polaridade e imergir na unidade. A consciência cósmica seria um orgasmo com a Criação, dizia Osho. No momento em que se dá o orgasmo, unimo-nos a nosso parceiro e ao mundo. No funcionamento do amor, podemos abraçar Deus e o mundo e viver de ar e amor, que são experiências de unidade. Sem a experiência da unidade não há orgasmo!

Sobretudo os homens nem sempre têm clara a noção de que a ejaculação ainda não é o orgasmo e de que este não precisa da ejaculação. Os "senhores da Criação" deveriam aprender a conhecer, amar e viver o modelo arquetipicamente feminino do amor, que, em vez de conduzir a um cume, leva a um amplo planalto com diversos cumes e as vivências correspondentes. Assim, sua sexualidade se transformaria em fonte de energia, que dá mais do que toma. Esse tipo de erotismo não se esgota com o tempo; ao contrário, continua a se desenvolver em um poço inesgotável de energia. Como poucas coisas, ele nos protege da frustração e da resignação. Quando os parceiros superam o mundo de contrastes através dos orgasmos comuns e se aproximam da grande experiência de união com Deus, a vida determinada por esse erotismo desliza de um ápice a outro, tal como nos ensina o budismo tântrico ou também a antiga doutrina italiana da *karezza*.

O fato de hoje depreciarmos algo tão fundamental e, ao mesmo tempo, elementar como o amor sensual, que na Antiguidade era ensinado *naturalmente* nos templos de Vênus/Afrodite, fala por si e contra nós. Redescobri-lo enriquece e amplia a vida, unindo a leveza do elemento do ar com a profundidade do elemento da alma, a água, tal como Vênus/Afrodite a incorporou em sua pessoa como ser nascido da espuma do mar. Quem quer espuma precisa produzi-la. Como não é possível guardá-la, é preciso fazê-la surgir constantemente.

Ouvindo o corpo – aprendendo a linguagem da alma

Sinais emitidos pelo corpo como proteção contra doenças

Nosso corpo é como um palco para aquelas peças que já não são representadas na consciência, embora ainda não tenham sido compreendidas. São Francisco de Assis chamava o corpo de "irmão asno" por ele ser um tanto teimoso, mas, em compensação, extremamente resistente e sincero. Deve-se confiar incondicionalmente nos sinais dados pelo corpo. A pele é como um mapa da alma que sempre anuncia como está o ambiente que nos cerca e onde nos encontramos em nossa vida. Ela reflete o interior externamente. Quando nossa alma está com medo, ficamos com pés e mãos gelados, a pele arrepiada, perdemos o fôlego e nossa nuca se enrijece. Tão logo ignoramos a vergonha, querendo ou não, enrubescemos. Se, ao contrário, espumamos de raiva inconfessada, não apenas vemos tudo vermelho, como também ficamos dessa cor.

Assim como confiamos nas manifestações cutâneas, podemos fazer o mesmo com outros órgãos e regiões do corpo. Eles refletem nossa alma. Basta observá-los e ouvi-los. O formato e a postura de nosso corpo também têm muito a nos dizer: paramos e andamos tal como estacionamos ou avançamos na vida. O modo como nos mantemos eretos evidencia nossa franqueza. Assim, o corpo mostra quem somos — mais do que costumamos acreditar. Tarefas e oportunidades revelam a nós tanto o seu melhor lado quanto suas deficiências e seus problemas.

Mas não é só o corpo que nos fala em sua linguagem. Nossa linguagem também é corporal. Levamos a sério coisas totalmente diferentes daquelas que nos abalam ou acabam com nosso bom humor.

Quando seguimos essas ideias, nosso organismo se transforma em um livro aberto. Quem aprender a lê-lo irá poupar-se de dores e sofrimento. Poderá retrair-se a tempo, antes que o destino se abata sobre ele, trazendo dificuldades e fazendo com que doenças já em formação se desencadeiem. E essa defesa só é possível na medida em que o indivíduo reconhece no próprio organismo as lições que este lhe dá. Quem conhece suas formas de saúde, seus tumores malignos e outros problemas, tal como Abraão conheceu Sara e gerou Isaque, também é capaz de trazer algo novo para sua vida e enriquecê-la de maneira extraordinária.

Adaptação como oportunidade

Flexibilidade como proteção contra a imobilidade

De acordo com alguns mitos nórdicos, toda pessoa tem uma árvore que corresponde a seu ser. Essa árvore pessoal da vida revela, à sua maneira, a natureza de cada um. Quem imaginar agora a própria árvore e, de imediato, levar em conta e a sério a primeira imagem que dela tiver, nela experimentará seu modelo de vida e reconhecerá a analogia com a própria situação. Internamente, essa pessoa conseguirá enxergar nessa ideia o quão enraizada sua árvore se encontra, o quanto seu ego se mostra na extensão de sua copa e quão forte ou flexível é seu tronco. O modelo de vida dessa pessoa torna-se claro nessa árvore da vida: ela é flexível ou procura salvação na resistência? Consegue ter a ousadia de elevar sua copa, sua cabeça, aquilo que tem de mais importante, até alcançar o pai no céu, uma vez que tem suas raízes profundamente fincadas na mãe Terra? Ou será que a falta de profundidade no campo inferior leva, necessariamente, a uma falta de grandeza e elevação?

Na árvore da vida também se reflete a flexibilidade psíquica e mental. Um tronco esguio e flexível representa habilidade e disposição para a adaptação, enquanto um tronco forte e imponente revela certa rigidez e inflexibilidade. Ele até consegue resistir ao vento — quanto mais este se intensifica, mais firme é a resistência do tronco —, porém, em algum momento, até a árvore mais forte tem de ceder e quebrar.

Em contrapartida, o tronco maleável e flexível irá inclinar-se e dobrar-se na medida em que o vento se intensificar, opondo, desse modo, cada vez menos resistência à tempestade crescente. Quando necessário, irá até mesmo se lançar voluntariamente ao chão, contudo, sem se partir — apenas para se reerguer com calma depois de passado o temporal.

Desse modo, vemos que a flexibilidade protege contra rupturas e ferimentos graves. Se reduzirmos nossa resistência e nos adaptarmos aos acontecimentos, conseguiremos sobreviver, como pessoas flexíveis e maleáveis, até às mais fortes pressões. Em vez de apostarmos em uma pressão contrária, devemos apostar em adaptar nossa vida e jogar nosso jogo mesmo quando outras pessoas quiserem entrar na brincadeira.

De resto, quanto a isso, não há certo nem errado. Toda árvore, à sua maneira, tem sua razão de ser e mantém seu lugar na Criação exatamente pelo mesmo período em que consegue se adaptar a seu espaço vital.

Organizando a administração da energia

Protegendo-se da Síndrome de Burnout e da depressão

Segundo a concepção oriental, o ser humano é um recipiente feito para conter energia. Ele recebe a quantidade de energia que lhe é determinada como dote ao longo da vida. Além disso, ele inspira Prana, a energia da vida. A comida e a bebida contribuem com a sua parte, que, no entanto, é menor do que muitos ocidentais imaginam.

Na vida diária, gastamos uma energia que é reposta com um bom sono. Todavia, conflitos psíquicos não resolvidos e acordos insatisfatórios em estado latente roubam nossa energia. Crises não superadas e acordos internamente recusados como resultado de lutas não travadas até o fim consomem nossas reservas.

Quem de manhã já se sente tão cansado quanto outras pessoas à noite é porque tem algum problema de abastecimento ou um furo em seu recipiente; ou está consumindo muita energia, ou está recebendo pouca. Possivelmente, sua energia está se perdendo em uma guerra de posição da alma, que não (su)porta um acordo insatisfatório, mas tem de resistir. Ou então ela está fazendo um exercício cansativo, caso a puberdade não tenha ocorrido no tempo certo e, no corpo de adulto, esconda-se ou esteja presa apenas uma criança. A alma se cansa rapidamente quando se vê forçada a desempenhar um papel que (ainda) não é o seu. Um trauma gerado no parto e que não tenha sido tratado leva pessoas que nem vieram ao mundo a agir como se aqui já estivessem. Mesmo quem, já na metade da vida, não consegue ter êxito, posteriormente terá perdas constantes de energia. Por fim, a respiração pode ser curta demais ou o sono não ser realmente reparador.

Respirar profundamente, dormir bem e ter coragem para superar as transições e os conflitos a serem resolvidos são ações que nos protegem da queima interna de energia. Mas, sobretudo, servem para encontrarmos um tempo em nossa vida que nos permita conservar e experimentar aquele conteúdo que garante o suporte interior. Quando esse conteúdo se perde, a falta de sentido e, com ela, a depressão, tornam-se uma ameaça. Em contrapartida, quem convive com as pessoas que ama, quem ama a profissão que o sustenta e o lugar onde mora, quem amanhã pode caminhar porque nada perdeu, este sim costuma ser muito corajoso e, em todo caso, não é ameaçado pela Síndrome de Burnout.

Alimentação natural para o bom humor

Protegendo-se da depressão

No mundo inteiro, as pessoas querem ser mais felizes. Por isso, 50 milhões de norte-americanos tomam o medicamento Prozac, a fim de aumentar seu nível de serotonina. Pela mesma razão, alguns jovens que frequentam discotecas ingerem ecstasy. A serotonina, também chamada de "hormônio da felicidade", está igualmente por trás da vontade de comer chocolate e banana. Todavia, nem as drogas nem o chocolate ou a banana são a solução.

A serotonina é produzida pelo organismo a partir do aminoácido triptofano. Os aminoácidos compõem as proteínas. Porém, quem tentar ficar feliz comendo carne irá obter o efeito contrário. A ingestão de triptofano puro, tal como oferecido como medicamento, não traria nenhum êxito.

A melhor solução seria praticar exercícios físicos com frequência e manter uma alimentação à base de vegetais crus. O "acaso" me levou a conhecer o homem que desvendou esse segredo.

Ele combinava três vegetais ricos em triptofano, originários da América Latina, a saber, o topinambor, o amaranto e a quinoa, obtendo, assim, resultados surpreendentemente "expressivos" por si sós, que também podem ser transferidos para outros vegetais.

Com o tempo, também compreendemos o segredo dessa combinação antidepressiva e redutora da fome, conhecida pelo nome de "Aminas". Na maioria das vezes, o triptofano proveniente da alimentação não chega ao cérebro porque, ao concorrer com outros aminoácidos na chamada barreira hematoencefálica, acaba levando desvantagem. No entanto, se o indivíduo também ingerir um pouco de carboidrato, a insulina é liberada, produzindo não apenas glicose nas células, mas também aminoácidos nos músculos do esqueleto — todos exceto o triptofano, que, devido à sua estrutura, não é adequado a esse processo. Assim, o triptofano deixa de ter concorrentes, uma vez que seu transporte até o cérebro já não constitui nenhum obstáculo. E o preparado *Aminas* funciona exatamente da seguinte forma: ele abastece o sangue com uma quantidade suficiente de L-triptofano, que, adicionada aos carboidratos, retira do meio de campo os aminoácidos concorrentes. Assim, o L-triptofano chega ao cérebro, onde é convertido em serotonina, melhorando o humor.

De maneira semelhante age a atividade física praticada com frequência, que, combinada com a serotonina, também melhora o humor, pois deixa o caminho aberto para os aminoácidos concorrentes nos músculos do esqueleto. Naturalmente, porém, a condição para que isso ocorra é uma produção suficiente de triptofano.

Por fim, o caminho para uma alimentação que proporcione felicidade e bom humor é muito simples: pela manhã, ingerir uma colher de sopa do preparado *Aminas* à base de vegetais crus; em seguida, beber muito líquido e, por cerca de uma hora, não comer nada. Além de agir contra a depressão, a serotonina ainda conta com muitos outros efeitos mágicos, que vão desde melhorar o sono até melhorar a pele.

Assegurando a integridade espiritual do corpo

Protegendo-se das perturbações na aura

Ninguém duvida de que o corpo precisa respirar, se alimentar e se movimentar. Mas restam dúvidas quanto à sua necessidade de proteção espiritual. Sabemos que uma rede de linhas de energia sob a forma de meridianos e trópicos cobrem o macrocosmo que é a Terra. De modo semelhante, o microcosmo que é o ser humano é atravessado por meridianos ou, na visão hindu, por *nadis*. Nos chakras, os chamados centros de energia presentes no corpo, a energia se acumula e dirige seus fluidos sutis entre esses centros e os órgãos a eles subordinados.

Qualquer corte ou ferida pode agir como obstáculo a essas correntes de energia. Com uma rápida costura, a pele logo se cicatriza. No entanto, muitas vezes a corrente da energia corporal fica estagnada nas cicatrizes quando não se levam em conta as linhas de energia nas intervenções e nos tratamentos. Por essa razão, frequentemente após uma lipoaspiração, por exemplo, não é apenas a barriga que vai embora, mas também a energia.

Toda intervenção no mundo material do corpo acaba por lesionar as vias sutis por onde flui a energia. Se, por um lado, nosso conhecimento sobre o mundo material do corpo em seu estado bruto é tão bom quanto sobre o vasto mundo e os mapas de anatomia, que não ficam atrás dos mapas-múndi, por outro, ainda tateamos no escuro no que se refere ao plano da energia — pelo menos no Ocidente. Muitos cirurgiões nada sabem a respeito, tampouco chegam a acreditar nisso. E pensar que qualquer criança aprende que a ignorância não protege ninguém de ser punido.

E pensar que seria tão fácil saber sobre o plano da energia. Desde o Renascimento, aprende-se a dissecar os órgãos, a identificar os vasos linfáticos, os vasos sanguíneos e os nervos. E o plano da energia, que é amplamente mensurável, está em tudo isso. Seria tão ingênuo acreditar que os vasos sanguíneos e a circulação não existiam antes de serem descobertos quanto negar hoje a existência das linhas de energia. Sua proteção física é tarefa e obrigação de todo indivíduo, mesmo que a medicina acadêmica ainda leve séculos para aceitar as provas já apresentadas. É importante saber que, por trás de toda cicatriz, também existe uma cicatriz correspondente de energia e que, portanto, é preciso tomar cuidado tanto com as cicatrizes externas quanto com as internas. E, sobretudo, não se deveria obtê-las voluntariamente com uma cirurgia quando existem outras possibilidades de tratamento.

Em minha opinião, apenas em pouquíssimos casos as cirurgias plásticas justificam tais intervenções na aura. O livro *Körper als Spiegel der Seele* [O Corpo como Espelho da Alma] indica o caminho para evitá-las. Cicatrizes preexistentes podem ser tratadas externamente com os métodos da terapia neural e, internamente, com um CD como *Energiearbeit* [Trabalhando a energia].

Uma vida animada

Protegendo-se do tédio

Carpe diem — aproveite o dia! Atualmente, esse antigo mote encontra seu polo oposto no tédio. Tempo em excesso é um convite a matar o tempo, pois não se sabe o que fazer com ele. Todavia, esse tempo é o mesmo que, para tantos homens modernos, se torna o bem mais escasso e caro. Com uma pressa e uma precipitação cada vez maiores, parte das pessoas perdeu todo objetivo de vista — exatamente como descrito na citação de Mark Twain: "Mal perdêramos nosso objetivo de vista, e a velocidade dobrou." Ao mesmo tempo, outra parte das pessoas sofre de um excesso de tempo a ponto de quase morrer de tédio. Quem gasta seu tempo em uma profissão de que não gosta irá sentir-se da mesma forma que um desempregado, que não se sente útil.

"Tedioso" é um argumento do ego, que rejeita atividades monótonas que não desafiam o intelecto. Este precisa ser constantemente utilizado; do contrário, reage ofendido. Para ele, um trabalho sempre igual é extenuante. No entanto, é justamente esse tipo de atividade que as mais diferentes tradições sugerem como recursos para se atingir a perfeição. No estilo de um mestre zen, Beppo Varredor ensina a solução no romance *Momo*, de Michael Ende, o conto de fadas moderno da época. Diante de uma rua infinitamente longa, a um verdadeiro varredor resta apenas uma coisa a fazer: sempre encarar o próximo trecho a ser varrido. Assim, em cada momento ele é capaz de varrer toda a rua. Isso é que é ser zen na arte de varrer as ruas! E é algo que pode ser estendido a toda atividade. Até mesmo o segredo de um esportista de sucesso se encontra nessa arte: sempre jogar a bola da vez!

Essa receita simples para uma vida no aqui e no agora traz uma enorme vivacidade para cada momento. Contudo, a vida consiste em uma longa corrente de momentos. Assim, para animar a vida inteira, basta viver cada momento com uma atenção vital. E isso também já representa o fim de todo tédio. Portanto, em vez de seguir empurrando a própria vida de maneira totalmente forçada em meio a "ses" e "poréns", trata-se de estar no aqui e agora de maneira totalmente relaxada.

Descobrindo a calma interior

Protegendo-se do excesso de estímulos

Você sabia que diariamente é influenciado por mais de cem mensagens publicitárias? Mas será que essas mensagens realmente exercem algum efeito? Não estaríamos, há muito tempo, imunes a elas? Um único telejornal traz à baila tantas notícias horríveis que pessoas compadecidas deveriam romper várias vezes em lágrimas. Mas não o fazem. Portanto, a maioria delas deve ter sofrido uma insensibilização considerável para apresentar esse bloqueio.

Obviamente, porém, também somos perturbados pelos estímulos que não percebemos de maneira consciente. Milhões de pessoas que sofrem de zumbido no ouvido são um exemplo disso. Estudos comprovam que o organismo habitua-se apenas de modo subjetivo, e não real, ao barulho. Já contra o stress, somos bastante impotentes mesmo do ponto de vista subjetivo.

Assim, a melhor coisa a ser feita é criar espaços livres para a regeneração. As possibilidades vão da sesta, passam por um profundo relaxamento e chegam à meditação, cuja forma mais simples e fácil é a induzida, na qual se ouvem textos com música de relaxamento ao fundo, permitindo, assim, que o indivíduo se abra gradualmente para sua voz interior, que mais tarde poderá ser seguida e obedecida. Aos poucos, cresce o período de tranquilidade que acompanha esse tipo de meditação. O verdadeiro objetivo desse exercício é ampliar os oásis de paz interior. A experiência ensina como é fácil alcançá-los quando se permanece firme nessa decisão durante algumas semanas.

Em meio à perturbação, trilhar o caminho que leva à tranquilidade promete claramente mais êxito do que bater em retirada, o que, de todo modo, na maioria das vezes é uma opção ilusória. Adiar momentos de paz para as futuras férias chega a ser perigoso, sobretudo porque a maioria dos planejamentos de férias promete tudo menos tranquilidade e regeneração. O cidadão alemão comum que sai de férias precisa de onze meses inteiros para recuperar a energia despendida nas férias de verão, para então poder voltar, no ano seguinte, ao mesmo local que lhe causou esse esgotamento.

De modo geral, é muito melhor a meia hora diária de descanso, que, em regra, já nos leva a querer mais. Ainda que só se consiga controlar a agitação do dia a dia com duas meditações induzidas, as oportunidades de paz interior certamente irão aumentar. E, em algum momento, ambas as ilhas de tranquilidade irão confluir e dar ao dia não apenas um contorno, mas também novos conteúdos.

Aprender e crescer ao longo da vida

A capacidade de aprendizado como meio para se proteger da degeneração

Embora o crescimento e o aprendizado tenham seu centro de gravidade em nossa juventude, a vida ensina que precisamos sempre crescer e aprender. Quando as coisas deixam de fluir e as pessoas já não estão predispostas a aprender, começam a surgir crises e sintomas. Aprender significa ler e interpretar as mensagens transmitidas pelos problemas da vida, aceitá-las como verdadeiras e importantes, para finalmente transferi-las para a vida.

Inicialmente, aprendemos a nos ambientar em nosso corpo; depois, a compreender nosso pequeno mundo doméstico para, mais tarde, ampliar cada vez mais esse círculo, até nos ambientarmos na situação ideal do mundo. Campos como parceria e profissão requerem estudo. E, sobretudo, a partir da metade da vida, também deveríamos nos abrir para o polo psíquico oposto e aprender como ele funciona. Mesmo para envelhecer (com dignidade), precisamos antes aprender a viver em uma sociedade, na qual, ainda que seja possível alcançar uma idade bastante avançada, ninguém quer ficar velho — o que, diga-se de passagem, é uma receita infalível para a infelicidade. Quando todos querem se tornar o que posteriormente ninguém quer ser, todos acabam ficando infelizes. Segundo esse lema, atualmente muitas pessoas estão se saindo muito bem no caminho que leva ao mal-estar doméstico. E a única terapia eficaz contra isso está na mudança de mentalidade: aquilo que não pode ser impedido deve ser aceito da melhor maneira e, se possível, até aproveitado!

Quando problemas de saúde surgem de contrariedades ao longo da vida, os temas pedagógicos passam a ocupar o centro das atenções. A formação tornou-se unilateral e quase nada tem a ver com imagens, menos ainda com aquelas interiores. Boa parte da oferta de formação que temos dirige-se ao hemisfério esquerdo e masculino do cérebro e tem como meta impregná-lo de informação. O verdadeiro aprendizado, que conduz a imagens internas e, com elas, a uma autêntica formação, deveria dirigir-se em igual medida ao hemisfério esquerdo e feminino, que, naturalmente, se ocupa de imagens, modelos e ritmos.

Sobretudo, porém, o aprendizado deveria incluir as regras. Quem quer jogar futebol evidentemente aprende primeiro as regras e sabe, por exemplo, que no intervalo entre os dois tempos as equipes devem mudar de lado no campo. Contudo, na vida, são poucas as pessoas que sabem disso. Por conseguinte, não mudam de lado quando estão na menopausa ou na andropausa e se surpreendem quando, na segunda metade da vida, só marcam gol contra. Outros continuam agindo em situação de impedimento e ficam contrariados quando seu desempenho e seus gols não são reconhecidos. Por fim, alguns ainda projetam a própria ignorância no juiz ou no parceiro, no chefe, no presidente ou até mesmo em Deus. Passam a vida se lamentando e mostram, assim, quão pouco entenderam dela. Quanto mais alguém se lamenta, menos entendeu as regras e as leis básicas da vida. Por outro lado, quem aprendeu essas leis — e, antes de qualquer outra, aquela da ressonância e da polaridade — levará a vida e a si mesmo com facilidade, pois criará asas.

Exigir de si mesmo e estimular a si mesmo

Protegendo-se do excesso e da falta de exigência

Quando se exige demais de um músculo, ele acaba ficando espesso e curto demais, de modo que estira seus tendões, causando dor e até podendo rompê-los. Mesmo quando todas as cordas se rompem, como se diz com propriedade, geralmente a causa é um excesso de exigência. Por outro lado, exigência de menos leva a um afrouxamento e, por conseguinte, à perda da função. O *slogan* anglo-saxônico *Use it or lose it* (Use-o ou o perca) também pode valer para o intestino ou para o cérebro, bem como para todas as outras estruturas e funções do nosso ser. A maior injúria que se pode fazer à alma é exigir pouco dela. Por isso, pessoas pouco requisitadas adoecem tanto quanto ou até mais do que as que são muito requisitadas. Por falta de trabalho, as primeiras podem entrar em depressão; as últimas têm o mesmo destino, mas antes passam pelo estágio intermediário do *burnout*. É fato que, quando não aproveitamos nossas capacidades, sempre podemos degenerar em qualquer etapa de nossa vida.

O outro lado da medalha diz que sempre podemos crescer e nos desenvolver em qualquer lugar. Temos apenas de ser exigentes em relação a nós mesmos ou deixar que as circunstâncias da vida nos desafiem. É o que basta para recebermos os impulsos de desenvolvimento que estimulam nosso progresso. O perigo iminente nesse caso é o excesso de exigência, quando se quer muita coisa em pouco tempo e ainda se tenta obtê-la pela força. No entanto, quem usa o intelecto de maneira criativa irá desenvolvê-lo de modo que ele sempre estará à altura dos desafios. Mesmo quem já está em idade avançada pode muito bem elevar tanto seu QI quanto seu QE. Inteligência intelectual e emocional, e mesmo aquela do corpo, podem ser exigidas e estimuladas pela vida inteira, embora a sociedade doe culto à juventude manifeste o contrário.

Se nos esforçarmos e escolhermos nossos objetivos segundo nossas capacidades atuais, seremos requisitados e estimulados em igual medida. Nossos sensores corporais, psíquicos, mentais e espirituais reagem com sensibilidade e rapidez a um estímulo bem dosado de desenvolvimento. Entre o excesso e a falta de exigência, a solução e a libertação encontram-se próximas uma da outra.

Viva a agressão saudável!

Protegendo-se da raiva, da ira e da vingança

A agressão não é apenas negativa. É também uma das forças básicas da Criação e absolutamente *necessária* para vencer a luta pela vida. Quem se lança à própria vida com coragem e empenho recebe mais dela e consegue dominá-la mais cedo. Ao utilizar sua agressão, o indivíduo toma decisões e desencadeia suas forças e as alheias para atingir seus objetivos.

Por outro lado, quando forças agressivas são reprimidas, existe o perigo de elas se converterem em sintomas, como infecções, alergias ou até mesmo doenças autoimunes, como reumatismo e esclerose múltipla. As agressões também se desafogam desse modo, só que justamente tendo o corpo como palco nas batalhas entre sistema de defesa e agente patogênico, alérgenos ou tecidos carregados de valores simbólicos do próprio corpo. O organismo inicia, então, uma guerra interina. Segundo o livro *Krankheit als Symbol*,* seria razoável dispensar o organismo dessa tarefa que, de todo modo, é insolúvel para ele. Em todo caso, é melhor quando a alma o livra desses assuntos e estes passam a receber sua devida importância na consciência do que deixar que eles provoquem desordens no plano corporal e esgotem as forças do indivíduo em guerras interinas sem sentido.

Contudo, de um jeito ou de outro, na consciência também existem níveis práticos de adaptação. Reações desagradáveis como raiva, ira e sentimentos de vingança resultam igualmente de agressões reprimidas. Em todos os aspectos, seria muito melhor encarar os problemas com coragem, aceitar os desafios e as dificuldades da vida. Mesmo as ocasiões de mostrarmos que temos iniciativa para nos arriscarmos em novos campos da vida, para agirmos com as energias existentes e medirmos nossas forças com base nelas podem se tornar ótimas possibilidades para integrarmos à vida, de maneira seletiva, o princípio da agressão. Assim, estaríamos protegidos de suas variantes negativas e abertos para as oportunidades de um grande desenvolvimento e um grande avanço. Ter coragem para ousar, encarar as dificuldades e vivenciá-las sem hesitar e sendo capaz de tomar decisões são iniciativas que não apenas nos proporcionam mais alegria,

---

* *A Doença como Símbolo*, publicado pela Editora Cultrix, São Paulo, 2000.

mas também, em seu conjunto, nos colocam mais em movimento. Com elas aumentam igualmente as oportunidades de progredirmos e nos aproximarmos da realização de nossos objetivos. Agressão como oportunidade — essa é minha proposta, e poderia ser o lema para se trilhar com coragem o caminho que leva aos temas e às tarefas da vida.

O caminho é o objetivo

Protegendo-se do excesso de ambição

Todos os caminhos espirituais têm apenas um objetivo, que pode ser facilmente descrito com o centro de uma mandala. De onde quer que os caminhos provenham e independentemente da tradição que se use para segui-los, todos terminam na unidade designada pelo ponto central na mandala.

Obviamente, também há outros níveis de ilustração para o caminho do desenvolvimento. No hinduísmo, por exemplo, ele passa pelos sete chakras da coluna vertebral; na tradição cristã, pelos sete degraus da escada de Jacó — em ambos os casos, por coluna vertebral entende-se nosso eixo no mundo, pelo qual se mede nossa ascensão. No primeiro caso, ao se concretizar um objetivo, o chakra da coroa se abre; no segundo, desenvolve-se uma auréola em torno da cabeça, como se costuma ver nos santos. Entre os chineses isso recebe o nome de "travesseiro de jade", *Yu Zhen*, que se desenvolve na nuca.

Os caminhos podem ser representados das maneiras mais diversas, mas as descrições do objetivo se correspondem. Ainda que as palavras sejam muito diferentes — reino de Deus no céu, nirvana, samadhi — as experiências do ser puro se delineiam eliminando todo tipo de resistência. Ao contrário, o que se constata é que quem não se encontra no estado da iluminação e, portanto, não está no momento do aqui e do agora, vive em resistência — ou seja, todos nós na maior parte do tempo.

A ambição manifesta a resistência ao momento, pois sempre queremos estar em outro lugar, em um lugar mais além do que aquele em que estamos. Desse modo, a ambição se torna um grande obstáculo para se alcançar a unidade. Nesse sentido, há um paradoxo e, por isso, uma orientação tipicamente oriental na forma de dois conselhos para se chegar ao caminho do desenvolvimento. O primeiro diz: saiba que não há nenhuma possibilidade de alcançar a unidade ou Deus. E o segundo: aja como se nada soubesse do primeiro conselho.

Desenvolvendo a alegria e a vontade de viver

O humor como proteção contra a melancolia

Tal como o sangue, o humor é um fluido muito especial e quase igualmente importante.

À primeira vista, essa afirmação parece estranha. Todavia, a patologia humoral é a antiga doutrina da harmonia dos fluidos corporais, segundo a qual a antiga medicina tentava preservar ou restaurar o equilíbrio no organismo.

Na medicina moderna, por muito tempo deixou-se o humor de lado, embora a sabedoria popular sempre tenha sabido que rir é o melhor remédio.

Médicos como Patch Adams, que se fantasiava de palhaço, são capazes de ler a profundidade dessa sabedoria em seus tratamentos bem-sucedidos. Sempre que se conseguir fazer com que os pacientes riam de si mesmos ou sorriam interiormente, a cura poderá ser alcançada.

Por outro lado, quando é o médico que ri dos pacientes — mesmo que apenas interiormente —, tudo está perdido. A importância da alegria e do bom humor foi amplamente esquecida tanto na medicina quanto na religião. A mensagem alegre dos evangelhos cristãos corre o risco de naufragar no pântano moralizante de uma religião séria e quase melancólica, e a medicina, em uma seriedade amarga.

O termo "jovialidade", já caído em desuso, pode ajudar. Um espírito alegre tem uma percepção totalmente diferente de um espírito melancólico. A jovialidade estimula a imunidade, ao passo que a melancolia a bloqueia. Para aprender a ter otimismo e jovialidade, basta arranjar tempo. Começar a rir sem motivo é melhor do que nada. Além do mais, são muitas as ocasiões que nos motivam a rir. Só precisamos procurar aquelas que sabemos que nos deixam alegres e escolher atividades que, de acordo com nossa experiência, provocam o riso. Até hoje, ninguém morreu realmente de rir, mas não se pode dizer o mesmo dos que ficam deprimidos. Redescobrindo a mensagem original e alegre dos evangelhos ou encontrando a alegria em nós mesmos, sempre estaremos bem encaminhados se, quando possível, não sobrecarregarmos a vida de preocupações. À pergunta: "Por que os anjos têm asas?", o papa João XXIII teria respondido: "Porque não se sobrecarregam." Nesse sentido, seria natural imitá-los e tentar tornar a própria vida o mais leve possível, fazer muitas coisas mais despreocupadamente e, portanto, com menos seriedade e mais leveza, conduzindo a própria vida para um rio de águas calmas. A pesquisa moderna sobre a felicidade não é a única a aconselhar a fluidez e a sugerir o campo do fluxo, no qual, junto com nossos atos e nosso ser, nos tornamos uma coisa só. Para um ser que, no início de sua vida, consiste em três quartos de água e, no final, em dois terços, a fluidez seria, de fato, o que de mais natural há na Terra. Em todo caso, o humor é aquele fluido que ao menos deveria correr em nossa vida.

Descobrindo a própria missão e o próprio caminho

Usando a criatividade para não se perder

Quem tenta viver virtudes alheias está brincando de maneira perigosa com a própria vida. São poucos os que sabem disso, e aqueles que preconizam e vigiam as virtudes nem querem saber do assunto. O que os oncologistas designam como normopatia, como uma normalidade que faz adoecer, segue por esse caminho. Entre os pacientes de câncer, chama a atenção o alto número dos que tentaram a vida inteira contentar todo o mundo e viver as virtudes escolhidas e sugeridas por outras pessoas. Nesses casos, as próprias virtudes, especiais e originais, individuais e pessoais quase sempre ficam pelo caminho (da vida).

Quase todas as religiões pregam virtudes genéricas, independentemente do indivíduo e de sua trajetória de vida.

Quem as segue sem levar em conta as próprias missões arrisca sua vida em diversos sentidos.

Por um lado, tal pessoa não vive absolutamente *sua* vida; por outro, é ameaçada pelo câncer. Segundo a medicina acadêmica, quase a metade dos alemães vive esse sofrimento e, destes, a metade não resiste a ele. Isso nos permite ter uma ideia do tamanho do problema social que se coloca aqui.

A saída estaria em arriscar a própria vida. Para tanto, é necessário ter muita coragem e certa criatividade, a fim de descobrir o que é próprio de cada um. A voz interior pode ser de valiosa serventia. No entanto, a coragem para experimentar caminhos diferentes também pode ajudar. Só que pode demorar até a pessoa encontrar a *própria* profissão, que a atrai porque é sua vocação. Porém, como todo simples emprego leva necessariamente à crise, sempre vale a pena ouvir esse chamado interior e depois obedecer-lhe. Isso se refere não apenas à profissão em si, mas também aos parceiros corretos no ambiente profissional, social e privado. As coisas boas precisam de tempo, diz o ditado popular. Por outro lado, a paciência necessária precisa ser complementada com coragem e disposição, para não deixarmos passar nem perdermos boas ocasiões e eventuais oportunidades. A Bíblia e todos os outros escritos sagrados nos aconselham a estarmos atentos e prontos a todo momento e a esperar tudo. Segundo a Bíblia, Cristo poderia vir a nosso encontro em qualquer irmão e, sobretudo, até mesmo no mais miserável deles. Portanto, além de paciência, coragem e criatividade, deveríamos exercitar a disposição e a atenção. Na descoberta do próprio desenvolvimento, elas valem ouro.

Ter como tarefa o prazer de viver

Aproveitar a vida para se proteger do que é insuportável

"Quem não aproveita a vida acaba ficando insuportável", diz um dito bem conhecido, cantado por Konstantin Wecker.* No entanto, poucos desconfiam que prazer e êxtase também fazem parte das tarefas de nossa vida. Do mesmo modo que lados obscuros e inconfessados de nossa alma se transformam em sombra, impedindo nossa realização pessoal, lados iluminados e não vividos podem nos conduzir a uma existência à sombra. Assim, seria possível imaginar que algum dia o guardião da soleira, representado pelos cristãos na figura de Pedro, também irá cobrar por todos os orgasmos não ocorridos, pelo êxtase e pelo entusiasmo não vividos, pela embriaguez não experimentada e por todos os

---

* Músico e compositor alemão. (N. do T.)

prazeres sensuais não realizados na vida. Para compensar esse déficit, muitos deveriam "repetir o ano" sendo enviados de volta à Terra, que obviamente é o campo ideal para vivenciar esse tipo de experiência. Mesmo as sombras menos densas não deixam de ser sombras. E apenas quando nosso "eu" se unir à sombra é que pode haver iluminação; somente assim podemos concretizar a plenitude e encontrar a satisfação.

Em todo caso, preencher as sombras escuras com luz é uma tarefa difícil de cumprir, mesmo com técnicas tão avançadas como a terapia de reencarnação. Que pena seria fracassar em temas tão agradáveis como prazer e amor, prazer sensual e entrega, e ficar de recuperação na escola da vida. Para evitar esse destino, seria mais lógico não postergar o prazer, e sim começar a desfrutá-lo de imediato. A vida também pode ser aproveitada de maneira simples e, aparentemente, sem sentido, nas pequenas e nas grandes coisas. Cada passo e cada respiração podem proporcionar prazer, o que é rapidamente compreendido por quem se vê impedido de movimentar-se por motivo de doença. Mesmo quando algo que se acreditava perdido volta a acontecer, é possível reviver e aprender. Contudo, não podemos ficar esperando por essas ocasiões, quer elas sejam desagradáveis, quer belas. Devemos, isso sim, nos poupar das lições que o destino nos impõe vivendo e aproveitando a vida com consciência.

Mantendo-se em movimento

A atividade como proteção contra a imobilidade

Inclinar o corpo para a frente é melhor do que não fazer movimento nenhum, é o que bem sabem os artistas de cabaré. "Exercício faz bem para a saúde", diz a sabedoria popular. Fisicamente, tudo é muito simples. Não temos escolha quanto a querer ou não fazer exercício, pois quem não o faz bate as botas sem pestanejar — no sentido físico, psíquico e mental.

Obviamente, tal como um músculo que deixa de ser utilizado, o intestino e o cérebro que não são requisitados também acabam regredindo. A mente que não é exercitada decai; o coração no sentido psíquico se degenera tanto quanto o coração físico quando é deixado de lado. O intestino subutilizado devido a uma alimentação refinada, mas pobre em fibras, torna-se lento e preguiçoso, e seu dono passa a sofrer de constipação.

As exigências que fazemos a nosso corpo são automaticamente estimuladas, e isso vale igualmente para o espírito e a alma. O movimento mantém a mobilidade, o repouso leva ao descanso. Teimosia e imobilidade deixam o indivíduo inerte e sem vida. O corpo que se movimenta torna-se uma excelente morada para a alma, que irá se desenvolver ao longo da vida. A alma prepara o terreno para o espírito, que se aventura em dimensões espirituais e não apenas descobre o sentido da vida, como também tenta concretizá-lo. Estando constantemente em movimento, tal espírito busca elevação, assim como a água de um regato sempre busca e encontra novos caminhos nas profundezas.

O espírito em busca também acaba descobrindo o princípio da prevenção, ou seja, não deixa que o destino determine os passos de seu aprendizado, mas os dá espontaneamente, trilhando seu caminho. Assim, as advertências dadas pela vida em forma de sintomas, problemas e catástrofes são antecipadas, e o sofrimento desse tipo torna-se supérfluo. A mobilidade é uma das características centrais de um espírito desperto e consciente. A água oferece uma bela analogia: a saúde está onde existe fluência e intercâmbio com o ambiente. Quem sempre se movimenta permanece saudável, revigorado e cheio de energia. Sempre atento para aprender coisas novas, o espírito estará pronto em seu tempo para todos os tempos.

Regeneração e equilíbrio

A pausa de um minuto como proteção contra a "robotização"

Quando a vida se degenera em uma correria sem pausa nem fôlego, em primeiro lugar, o fim torna-se previsível e, em segundo, assustador. Resta pouco tempo até para os períodos de grandes transições, e os temas centrais da vida acabam ficando para trás.

Quando perguntaram a um célebre convidado de um *talk show* como ele lidava com a meia-idade, sua resposta foi: "Não tenho tempo para isso." Recebeu muitos aplausos, mas simplesmente deixara para trás uma curva decisiva na vida.

Interrupções e pausas também são períodos de balanço e, por isso, muitas vezes são pouco apreciadas. No mundo do trabalho como na vida privada, elas são rigorosamente reduzidas. Muitas vezes, a pausa feita com muito atraso nos pune com sintomas patológicos. O organismo aproveita a ocasião para organizar "obras" antigas e inacabadas. Assim, as férias no momento certo podem ser um grande deleite, mas as que vêm com atraso podem revelar problemas anteriormente reprimidos. Quando esses momentos faltam por completo, o organismo os arranja em intervalos condicionados por alguma doença.

Para favorecer os grandes intervalos que temos na vida, vale a pena fazer pausas pequenas e maiores. Quem dorme ou medita meia hora após o almoço terá energia à tarde.

Por outro lado, quem trabalha como um robô conseguirá terminar pouca coisa na segunda metade do dia (e da vida), pois, talvez sem ter percebido, está esgotado há muito tempo.

Mesmo as pequenas pausas de um minuto de duração podem fazer milagres quando usadas conscientemente. Quem já passou pela experiência de dormir por poucos segundos ao volante, não apenas colocando em risco a própria vida, mas também despertando com assombro, sabe o que essa pausa de um minuto significa. O truque é fazer da necessidade uma virtude: se ficar cansado ao volante, pare imediatamente. Tire a chave do contato e a segure na mão enquanto se entrega ao sono. Após poucos minutos, quando a chave cair, você despertará, se sentirá revigorado e, na maioria das vezes, surpreendentemente bem-disposto para seguir viagem.

Isso também dá certo no escritório ou em casa, quando um extremo cansaço o impede de cumprir seus afazeres.

Fazer uma dessas pausas breves após no máximo noventa minutos de atividade, não importa qual, e preenchê-las com pequenos exercícios são atitudes que dão bons resultados.

Um exercício bem simples seria desenhar no ar um oito na horizontal, com uma mão, e um oito na vertical, com a outra. Com esse tipo de ginástica mental, a capacidade de coordenação, a flexibilidade e até a inteligência se desenvolvem como no equilibrismo. Esta última, porém, apenas enquanto se praticar o exercício.

Descubra o sentido da vida!

Protegendo-se da falta de sentido

A perspectiva na vida aparece apenas quando existe sentido. Quem não descobre nenhum sentido na vida em algum momento também a verá e a si mesmo como sem sentido. Desse modo, descobrir o sentido é um momento (de transição) decisivo na vida.

As pessoas que vivem encontraram seu sentido. As outras simplesmente conseguem sobreviver. Ao contrário da chamada personalidade do sobrevivente, que consegue superar as situações mais desumanas. Se presos que sobreviveram a torturas extremas, como Viktor Frankl e Vladimir Lindenberg,* que passaram por campos de concentração, conseguiram sobreviver, foi porque haviam encontrado o

---

* Viktor Frankl: médico e psiquiatra austríaco, fundador da logoterapia. Vladimir Lindenberg: psiquiatra e pintor russo. (N. da T.)

sentido da vida. Ambos provaram isso em suas obras posteriores. A logoterapia de Viktor Frankl também tomou essencialmente a questão do sentido como ponto de partida.

Entre os soldados americanos que sobreviveram à brutal prisão de guerra do vietcongue, não estavam os membros mais bem treinados dos Seals e dos Marines, as lendárias Special Forces, e sim, sobretudo, aqueles que tinham um sentido na vida além da guerra; tratava-se, por exemplo, de homens que pretendiam rever seus filhos e suas mulheres. Quem cedo se questiona sobre o sentido consegue levantar as questões decisivas da vida e às vezes até da sobrevivência.

Medidas que conduzem ao sentido, como a interpretação de acontecimentos passados e drásticos, com todos os seus problemas, sintomas e catástrofes, entram nesse campo tanto quanto o esclarecimento das grandes questões da vida: De onde venho? Para onde vou? A primeira pergunta visa a *religio*, a ligação retrospectiva com a razão primitiva, e a segunda visa o objetivo da vida. Ambas resultam no sentido do todo.

Apenas quem se reserva um tempo para meditar sobre o assunto e aprende a ouvir sua voz interior pode esperar encontrar respostas para questões existenciais a partir da própria alma. O conteúdo que nos sustenta interiormente precisa de tempo e reflexão para se desenvolver. Ele terá de ser continuamente alimentado com a energia da vida.

Deixando algumas coisas pelo caminho

**A capacidade de se desapegar
como proteção contra a estagnação**

O desapego é a solução para muitos problemas. Essa é uma lição que serve tanto para o executivo de alto escalão que sofre de pressão alta quanto para a dona de casa e mãe estressada de crianças agitadas ou hiperativas. Para a maioria dos sintomas modernos, que vão de zumbido no ouvido até problemas de orgasmo, esta seria a saída. Os viciados da sociedade das drogas a buscam e a encontram à sua maneira. Os cidadãos os desprezam por eles não conseguirem se desapegar da nicotina nem do álcool. Quantos não chegam nem sequer a pegar no sono porque já não conseguem se livrar do vício? Nessa analogia, além da noite, a morte também se transforma em um drama.

Há muito tempo, o desapego também é a palavra mágica da cena espiritual e encontra acesso cada vez mais intenso nas psicoterapias modernas. Contudo, é difícil "praticá-lo", e para os praticantes típicos de nossa sociedade ele ainda é um dos grandes segredos.

Por outro lado, a ciência não se preocupa nem um pouco com essa questão, exceto no que diz respeito às sugestões farmacológicas para se chegar à solução. Afinal, mais de cem milhões de pessoas do mundo ocidental sempre fizeram uso do diazepam, princípio ativo do Valium que, por sua vez, é o psicofármaco mais comum.

No entanto, praticar o desapego é um exercício muito fácil, de que qualquer animal é capaz de praticar. É possível observá-lo também em qualquer criança pequena. Elas se concentram inteiramente no momento do aqui e do agora, enquanto os adultos, com frequência cada vez maior, falham ao tentar alcançar esse objetivo que é o aqui e ao agora sem nenhum tipo de tensão. Em vez disso, perdem-se, totalmente tensos, no "se" e no "porém".

Sempre que nos exercitarmos para alcançar, por meio de todo tipo de meditação e tentativa, o momento em que nos sentimos conscientes e vivos, cresce para nós a possibilidade de um verdadeiro desapego. Mesmo a revelação nada mais é do que o desapego — um "grande orgasmo com a Criação", tal como disse Osho certa vez.

Confiança primordial como base da vida

**Autoconfiança
como proteção contra o desânimo**

A autoconfiança é *a* chave para o sucesso na vida. Ela se baseia naquela confiança primordial que surge bem no início da vida, nos primeiros meses de gravidez. Ainda formando um único ser com a mãe, no paraíso do líquido amniótico, o feto passa por experiências de indescritível extensão e abertura, de perfeita proteção e unidade. Quando esse período transcorre em imperturbada harmonia, a criança recebe seu dote mais importante.

No entanto, quando isso não acontece — como na maioria dos casos —, além das experiências de unidade, que se dão em meio a uma tranquilidade extática e a uma extensão ilimitada, a confiança primordial e, por conseguinte, a autoconfiança não se estabelecem. A melhor oportunidade está não nas medidas funcionais, como os treinamentos para o indivíduo sentir-se seguro de si, os seminários de retórica ou os cursos de especialização, e sim justamente na busca por essas experiências de unidade, que foram prejudicadas no início da vida. No âmbito dos exercícios espirituais e da meditação, podemos passar por essas experiências se nos entregarmos totalmente ao momento do aqui e do agora. Nesses momentos, a alma sente a si mesma e o mundo à luz de uma realidade nova e mais profunda, mas, sobretudo, recarrega aquela confiança profunda nessa Criação e na própria origem, que, com razão, é chamada de confiança primordial. Uma única introspecção nessa situação é extremamente valiosa e, a longo prazo, também é válida na vida cotidiana, pois a autoconfiança que a partir dela se desenvolve acaba criando a melhor saída para tudo o que ainda está por vir.

Mágoas antigas como novas fontes de energia

Superar o passado como forma de se proteger da estagnação

Apenas quando o antigo torna-se adubo para o novo é que pode surgir esse humo ou matéria orgânica, com o qual o *Homo sapiens* necessariamente honra seu nome e consegue alcançar a sabedoria. Assim como o humo fértil se produz a partir de plantas mortas, questões já ultrapassadas também precisam se transformar no composto de uma vida nova e cheia de energia. Para tanto, porém, essas questões têm de estar definitivamente digeridas, enterradas e esquecidas.

Enquanto elas ainda absorverem — mesmo que de maneira inconsciente — a força do pensamento, não poderão morrer nem ser esquecidas e, portanto, tampouco poderão servir de base para um novo crescimento da alma. Mas como fazer para que essas questões tenham um fim definitivo? Ainda terão, mais uma vez, de aparecer no centro das atenções, por exemplo, no âmbito da psicoterapia, para serem reconhecidas, aceitas e elaboradas. Nesse processo, a energia presa a essas questões é liberada e volta a ficar disponível para a vida. Um método como a terapia da reencarnação só retorna num tempo muito distante para realmente se libertar de todas as antigas amarras e permitir que as pessoas do momento presente possam se aproximar.

Esse passo para trás é, ao mesmo tempo, um passo eficaz para a frente. Nem sempre isso é necessariamente agradável, porém, nunca é tão ruim quanto no momento em que o problema se originou. Libertar-se dos antigos nós, que com o tempo se tornaram barreiras e bloqueios, dá à vida aquela energia transbordante, que a transforma em verdadeiro prazer.

A sombra como oportunidade

Proteção contra o domínio inconsciente da escuridão

"Se você correr atrás da sua sombra, ela sempre se antecipará a você. De preferência, caminhe na luz e vire-se devagar. Você verá que sua sombra o segue." Esse provérbio hindu exprime de maneira incrivelmente simples que o importante é ir ao encontro da luz. Quem dela se afasta acaba literalmente correndo atrás da própria sombra, que se torna então mais comprida e ameaçadora. Quem tomou o caminho da escuridão, seguindo a sombra crescente, irá necessariamente desembarcar na falta de esperança. Porém, se nos dirigirmos à fonte de luz, a sombra ficará menor até finalmente desaparecer embaixo de nós quando estivermos inteiramente na luz.

Portanto, se nos esforçarmos para alcançar a luz, a sombra também irá querer nos acompanhar e irá nos seguir. Que nunca nos esqueçamos disso, pois uma sombra ignorada ou reprimida se torna muito perigosa. Quem não leva a própria sombra em consideração acaba correndo o risco de se tornar sua vítima. A morte violenta de quase todos os políticos importantes que lutaram pela paz é uma prova assustadora disso.

Por outro lado, quanto mais iluminarmos o campo escuro da sombra, ou seja, quanto mais nos tornarmos conscientes dele, mais cedo desembarcaremos na luz da revelação. A consciência é a luz que suprime a escuridão da sombra. Quanto mais sombra conseguirmos dissolver por meio da vida consciente ou, por exemplo, por intermédio da psicoterapia, tanto mais luz irradiaremos. Quem caminha rumo à luz se tornará cada vez mais consciente da própria sombra. À luz do conhecimento, a ignorância é vencida. Assim, dominar a sombra é uma contribuição decisiva para concretizar a luz.

Humildade como provisão

Pedir e rezar como forma de se proteger da soberba

Todas as religiões sabem, e a maioria das pessoas imagina, que rezar e pedir ajudam a alcançar a união com Deus. Novas, porém, são as provas científicas para a eficácia da oração. Pessoas com problemas cardíacos e pelas quais se rezou tiveram comprovadamente maiores possibilidades de sobrevivência do que seus companheiros de sofrimento que não gozaram desse tratamento. É interessante notar que os pacientes não sabiam que alguém estava rezando por eles; tampouco as pessoas que rezavam conheciam pessoalmente seus favorecidos.

"Pedi e recebereis", diz a Bíblia. Mas quem pode pedir já notou que não consegue o que pede com as próprias forças e que precisa de ajuda. Assim, tanto os pedidos quanto as orações pressupõem humildade. Nada como levar uma surra do destino para saber que precisamos da ajuda vinda de um âmbito superior.

Os orientais diriam que a lei do karma age em nós e nos amadurece para a humildade, que é a única a poder nos libertar. Os cristãos ocidentais também sabem que a humildade pressupõe maturidade, e que esta possibilita, em primeiro lugar, a graça da salvação.

Entre a doutrina oriental da predestinação e a crença ocidental na liberdade não há nenhuma contradição, que, portanto, também se anula entre o karma e a graça. Pois, para estarmos prontos para receber a graça, precisamos justamente do nosso karma. Ele é o adubo da libertação. E o caminho até ela nos é determinado. Temos apenas a liberdade de fazer esse caminho por inúmeros desvios.

Por outro lado, se reconhecemos as leis da vida, podemos escolher atalhos para deixar o caminho mais simples. Assim, tal como expresso no famoso verso do Pai-Nosso ("seja feita a Vossa vontade"), a humildade é mais uma questão de inteligência do que de fé. Pois a vontade Dele é feita de todo modo.

O centro como objetivo

Meditação e medicina
como proteção contra a perda do centro

Atualmente, apenas a raiz comum da palavra revela que a *med*icina e a *med*itação já tiveram o mesmo objetivo, a saber, o centro. Palavras para "medicamento", como o latim re-*medi*um ou o inglês re*medy*, ainda apontam para esse antigo objetivo comum de alcançar o caminho do desenvolvimento a todo custo.

Essa ideia é expressa com perfeição pela mandala, o símbolo do mundo e seu centro. Essa estrutura circular emerge em quase todas as culturas, das rosáceas do estilo gótico até os tancas do Oriente. Nela também se reproduz o caminho humano do desenvolvimento. O caminho conduziria "daqui para aqui mesmo", dizem no Oriente, e o "aqui" designa o centro. Do centro para o centro transcorre o desenvolvimento. Saímos da unidade e temos também de ultrapassar a margem para *subjugarmos o mundo*. Então deveríamos retornar e *voltar a ser como as crianças*, ou seja, dirigirmo-nos ao centro. Esse é o caminho do filho perdido, do Buda Gautama; esse é o caminho de Parsifal e Odisseu.

Na mandala, o caminho da vida é o caminho da solução de todas as dificuldades, pois no centro — como símbolo da unidade — termina o poder da polaridade, do mundo dos opostos, e, assim, todos os problemas se tornam supérfluos.

Assim como os indígenas trazem até hoje sua medicina simbólica pendurada no pescoço, antigamente a medicina queria nos reconduzir ao centro. A doença ainda era vista como perda do centro. Até hoje a meditação tem como objetivo reconquistar esse centro; por isso, é um excelente caminho para dominar a vida.

Sonhos como psicoterapia

Protegendo-se da perturbação e do caos psíquico

If you can dream it, you can do it — "se você consegue sonhá-lo, conseguirá fazê-lo", dizia Walt Disney, que transformou seu sonho de criança em um reino fantástico, composto de mundos habitados por imagens da alma. Do mesmo modo, também podemos dizer: nunca conseguiremos fazer o que não conseguimos sonhar.

Enquanto um paciente conseguir imaginar a si mesmo como um indivíduo saudável, há esperança. O segredo de pessoas especiais é conseguir transformar seus sonhos em realidade. Suas imagens interiores unem-se ao reservatório inesgotável da noite e estimulam os sonhos da humanidade inteira.

Nosso mundo atual dedicou-se totalmente ao arquétipo masculino. Ele se apoia no desempenho e na eficiência, muitas vezes esquecendo o mundo de imagens da alma que compõe os sonhos. "Os sonhos nada trazem", "sonhos são quimeras", dizem os preconceituosos. Mas se as pessoas fossem impedidas de sonhar, no máximo depois de sete dias enlouqueceriam, veriam as imagens dos sonhos de olhos abertos e ouviriam vozes que ninguém mais ouve. Assim, são os sonhos noturnos, que nos protegem da loucura, pois nos ajudam a digerir o dia passado e até mesmo a vida passada. A alma que sonha domina os acontecimentos transcorridos do dia e reconcilia novas imagens com as antigas da história da vida e com as remotas da história da humanidade.

Os sonhos abrem o acesso para os espaços míticos dos antepassados, para as imagens anímicas de tempos antigos. Eles são pontes sobre o tempo. A alma vive desse tesouro de imagens comuns a todas as pessoas — mais do que podemos imaginar. A vida inteira poderia ser um sonho: "Quando acordou, Wang não sabia se havia sido ele a sonhar que era uma borboleta ou se era uma borboleta que havia sonhado que era Wang." Por fim, trata-se de viver os próprios sonhos, e não de sonhar a própria vida!

Rituais como auxílio ao longo do caminho

Protegendo-se do hábito e da rotina

Fazer do dia a dia um ritual é uma possibilidade fascinante para um desenvolvimento consciente. Toda pessoa tem a vida atravessada por inúmeros hábitos. No entanto, quem os transforma em rituais também acaba transformando a própria vida.

Não é à toa que os rituais foram e ainda são importantes para muitas tradições. Na verdade, apenas o homem moderno menospreza os rituais, embora também nosso mundo atual esteja repleto deles. Basta pensarmos no dia a dia em uma clínica ou em um consultório, nos rituais em um tribunal e em todas aquelas obrigações que determinam nosso cotidiano.

A confissão católica também ilustra a eficácia dos rituais. Talvez por ter essa forma simples de alívio, a população rural e católica — no que se refere a sintomas psicossomáticos — forma o grupo mais saudável na Alemanha. Trata-se de uma parte da população que reconhece seus erros e consegue o perdão.

O ritual católico do casamento mostra como os rituais unem as pessoas. O que os padres unem em nome de Deus os juízes mundanos realmente não podem mais separar. E, assim, não raro ocupa-se um lugar *até que a morte separe* o casal. Os casamentos católicos duram muito mais, mesmo quando os cônjuges há muito já não desejam continuar casados. Tentativas obstinadas, como rituais de separação privados, mostram a força dessa energia de união que compõe os rituais vigentes e vai muito além da vontade.

Quando se conhece o significado dos rituais, hábitos que vão desde a ducha matutina até o ato de lavar as mãos antes das refeições acabam sendo ritualizados. Os rituais poderiam realçar a pausa entre o trabalho e a refeição, restituindo a esta última aquela aura que, antigamente, era assegurada pelas orações feitas à mesa. Assim, toda refeição é revalorizada, sem que externamente se tenha de alterar muita coisa. Nesse jogo de transformação podem-se incluir um aperto de mão, uma passagem pela soleira de uma porta ou o ato de ir dormir, mas também o ato de ir ao banheiro ou qualquer saudação. Costumamos dizer "que Deus te abençoe" ou "bom-dia" sem pensar. Mas poderíamos simplesmente começar a pensar no sentido dessas palavras, e assim nasceria um ritual. Então também ficaria clara a enorme diferença existente, por exemplo, entre o costume, comum na Baviera e na Áustria, de se cumprimentar alguém com uma expressão de cunho religioso,* e a forma lapidar usada no norte da Alemanha, que costuma ser abreviada em "dia".

---

* No sul da Alemanha e na Áustria, a forma usada para se dizer "bom-dia" ou "olá" é *Grüß Gott*, que literalmente pode ser traduzida como "que Deus (te) saúde" ou "que Deus (te) abençoe". (N. da T.)

Quando o caminho é oferecer ajuda

Protegendo-se da presunção

Oferecer ajuda é muito mais fácil do que aceitá-la, e a sensação que nos proporciona é visivelmente melhor. Mas então deparamos com a seguinte questão: por que as pessoas não ajudam mais vezes? Provavelmente são poucas as que tentam fazê-lo. Se a Bíblia diz que é "mais bem-aventurado dar do que receber" é porque provavelmente queria exprimir algo semelhante. Em todo caso, oferecer ajuda faz a pessoa sentir-se mais feliz do que recebê-la. Geralmente, quem precisa de ajuda também poderá recebê-la. Mas às vezes as pessoas são orgulhosas demais para aceitá-la e preferem arruinar-se a receber apoio.

No entanto, ajudar é muito fácil, e fica ainda mais fácil quanto mais pessoas e animais estiverem em dificuldade. Contudo, essa ajuda também tem um lado negativo, que é a presunção, e pode tornar-se uma armadilha no caminho rumo ao desenvolvimento, pois quem ajuda está em uma posição mais fortalecida do que quem precisa ser ajudado. A partir dessa situação, o mais forte poderia, então, deduzir sua superioridade fundamental e colocar-se acima do mais fraco, exercendo sua própria presunção e servindo-se de quem precisa de ajuda para satisfazer seu egocentrismo.

Segundo a lei da vida, que se mostra no tarô como *Roda da fortuna*, tudo se dá em ritmos ondulares. Quem hoje está em cima amanhã poderá estar embaixo e vice-versa. Ainda que muitas vezes nos falte a visão geral para reconhecer esse ritmo, o conhecimento dessa lei poderia ser melhor do que qualquer outro para nos proteger da presunção. Ajudar poderia se transformar em um caminho para a libertação. Na verdade, quem oferece ajuda deveria ser grato a quem a recebe, pois esse ato o faz sentir-se nitidamente melhor — e naturalmente se espera que o mesmo se dê com quem é ajudado. Em linguagem moderna, podemos dizer que teríamos uma clara situação em que todos saem ganhando.

Aprendendo a aceitar ajuda

Protegendo-se da soberba

Na Antiguidade, a única soberba que os gregos conheciam era a oposição aos deuses. No entanto, justamente essa oposição foi considerada necessária quando o homem se desenvolveu e quis assemelhar-se a Deus. O exemplo clássico de soberba é oferecido por Prometeu, que se rebelou contra os deuses e colocou-se do lado dos homens, dando a estes o fogo que havia roubado daqueles. Ele é severamente punido e, por fim, consegue encontrar ajuda e salvação. Para sua sorte, o duro castigo o deixou tão humilde que foi capaz de aceitar a ajuda oferecida.

Deixar-se ajudar é a única possibilidade que o homem tem de alcançar Deus. Pois, embora ele tenha sempre de percorrer o caminho por conta própria, nunca consegue fazê-lo totalmente sozinho. O que soa um paradoxo é, na verdade, uma experiência que se confirma até no tratamento contra as drogas. "Sozinho você não vai conseguir, mas só você irá conseguir", formulou um auxiliar experiente na área.

A pessoa que olha para si mesma de maneira franca e aberta precisa reconhecer que está nas mãos de Deus e que seu caminho tem por objetivo alcançar a Ele ou a unidade. Quase todas as tradições concordam que a ajuda vinda de cima, ou melhor, de dentro, é necessária. A tradição cristã também sabe que o reino de Deus está dentro de nós. Sabe igualmente que é muito difícil para o ser humano encontrar a chave para própria bem-aventurança. Segundo o mito antigo, o deus (do Sol) Apolo a teria escondido intencionalmente no coração dos homens, pois este seria o último lugar em que a procurariam.

Contudo, o fato de a ajuda ou a misericórdia ser necessária não exime absolutamente o homem da obrigação de se esforçar para pedir ajuda e acreditar nela. Essa é uma lição que ele tem de aprender. Antes de curar os doentes, Cristo lhes pergunta se acreditam que podem ser ajudados. "Pedi e recebereis", diz o Evangelho. Perto do final de seu *Fausto II*, Goethe formula: "Podemos salvar aquele que sempre se esforça lutando."

Transformando os obstáculos em adubo durante a própria caminhada

Evitando a postura de vítima e a projeção

Quando deparamos com obstáculos em nosso caminho, temos duas alternativas: entrar em desespero e desistir de continuar ou crescer e finalmente superá-los. Se a vida é mesmo uma escola, como querem muitas tradições, com o passar dos anos e a cada dia podemos aprender muito mais do que as coisas concretas que a escola de nossa infância e adolescência nos transmitiu. Quem ensina coloca intencionalmente obstáculos no caminho de seus alunos na forma de tarefas, provas e desafios, não para puni-los, e sim para propor-lhes desafios que os ajudarão a crescer. Os alunos devem aprender a superar essas dificuldades usando a própria força e criatividade.

Outros, sobretudo de tradições orientais, acreditam que a vida é, antes, um jogo. Nesse caso, deveríamos ao menos aprender a entender as regras. E mesmo mais tarde constatamos que, neste ou em qualquer outro jogo, há determinados obstáculos a serem superados antes de se obter a vitória. Portanto, ela nem chega a ser o ponto crucial, pois muitos jogos não devem ser ganhos. "Você não vai conseguir vencer essa partida, apenas jogá-la", diz Bagger Vance,* e Deus sabe que não estava se referindo apenas ao golfe.

O perigo está em considerar os obstáculos insuperáveis e refugiar-se na resignação da postura de vítima. A pobre vítima, no sentido mais canhestro, não se conformou com seu destino. Ela rejeitou as tarefas designadas por ele. Re-signar significa, literalmente, retirar sua assinatura (da vida). O próximo estágio na escalada seria a projeção, ou seja, transferir a culpa pela própria desistência para outras pessoas — às vezes até para Deus.

A solução está em conformar-se com o próprio destino, reconhecendo nos obstáculos as provas pensadas e apropriadas para o crescimento. Assim, os desafios transformam-se em marcos do nosso desenvolvimento e em adubo no caminho da libertação.

---

* No filme *Lendas da Vida*, personagem que atua como *caddie*. (N. da T.)

Aprendendo a agradecer

Gratidão como proteção contra a soberba

Poucas são as coisas que nos libertam tanto como a gratidão. E "sempre há razões para agradecer", diz o irmão David Steindl-Rast, monge que dedicou sua vida à contemplação. Com essas palavras, ele se refere, sobretudo, às pequenas coisas da vida, como ter ar fresco e boa água em quantidade suficiente. Quem tem casa e comida já tem razões suficientes para agradecer, mas pertence a uma minoria privilegiada neste planeta superpovoado. Do ponto de vista budista, até mesmo quem tem um corpo no qual consegue conscientizar-se de si mesmo tem razões mais do que suficientes para ser grato por essa oportunidade.

Em contrapartida, quem sempre quer mais não agradecerá, pois sempre irá adiar seu agradecimento, vinculando-o a outros desafios do destino. A condição "ficarei grato se..."

indica o caminho errado, pois desse modo a gratidão nunca irá acontecer.

Ela é não apenas um sentimento bom e até maravilhoso, mas também, ao mesmo tempo, a melhor forma de se proteger da soberba. Para ser grato, o indivíduo precisa adaptar-se à Criação e reconhecer que existe uma instância superior à qual sempre poderá dirigir seu agradecimento. Por si só, essa adaptação já é um passo valioso que alivia a alma sem lhe tirar a responsabilidade pela própria vida.

Na verdade, pouco importa a razão pela qual somos gratos. O importante é que o sejamos. E, como já demonstrado, razões para isso não faltam. Posso ser grato por estar vivo, por amar, respirar, beber, comer, sentir, conseguir realizar um exercício físico e mental... e muito mais.

Desenvolvendo a força do coração

Protegendo-se do desânimo

O coração é não apenas o centro de nossa circulação energética, mas também um de nossos símbolos mais fortes. O proverbial "coração de leão" representa a grande coragem. Aquela coragem que resulta não de uma falta de imaginação, e sim da verdadeira força do coração. Como músculo, o coração desenvolve força ao longo de nossa vida. E, querendo ou não, é dessa força que vivemos. No entanto, quando nos conscientizamos da força de nosso coração também em sentido figurado, podemos aumentá-la de maneira surpreendente e realizar coisas que já não podem ser explicadas a partir do jogo meramente mecânico das forças.

O coração faz muitas coisas melhor do que outros órgãos, e quem o utiliza com frequência irá desenvolvê-lo cada vez mais. Se eu deixar meu coração falar, alcançarei outros corações com mais facilidade do que o faria com a boca ou o cérebro. Quem pensa com o coração acaba sendo mais justo consigo mesmo e com outras pessoas; consegue entender mais profundamente a si mesmo e os outros. Quanto mais abrirmos nosso coração, mais ele crescerá — nesse sentido, ele segue a lei de todos os músculos. *Use it or lose it*, "use-o, ou então irá perdê-lo", dizem os anglo-saxões. Isso também vale no outro sentido, pois, obviamente, um coração pouco usado irá perecer. Por outro lado, um coração constantemente requisitado acaba sendo estimulado, o que faz com que suas forças cresçam e continuem a se desenvolver.

Mesmo quem perde o próprio coração nem de longe está perdido. Em geral, a pessoa pela qual o perdemos também irá estimulá-lo, e, assim, a força de nosso coração continuará crescendo no dela. Melhor ainda seria presenteá-lo com frequência, se possível sem restrições e de maneira sempre renovada. O coração e sua força não ficariam mais fracos por isso; ao contrário, ficariam mais fortes. E é bom não esperar até esse presente ser dado em forma de transplante, e sim quando ainda se está vivo.

Aprendendo a respeitar a vida

Protegendo-se da arrogância

São Francisco de Assis pediu a Deus: "Oh, Senhor, faze de mim um instrumento de Tua paz!" E ele pretendia estender essa paz não apenas às pessoas, mas também a todos os animais e, sobretudo, à natureza. Seu respeito por toda forma de vida e pela Criação era tão grande — assim como toda forma de arrogância lhe era tão distante — que seu amor pela paz, com brandura, mas de forma determinada, desarmou e fez um Vaticano incrivelmente poderoso e amplamente corrompido ficar de joelhos. Assim nasceu uma ordem que não poderia ser mais distante da realidade católica de outrora. Além do poder da humildade, esse exemplo mostra seu absoluto respeito pela vida.

Cristo dizia algo semelhante, mas mesmo seus adeptos não o seguiram e ainda não o seguem de fato: "O que fizestes a um destes meus pequeninos irmãos, a mim o fizestes."

Nos dois últimos milênios, tal como nossas irmãs e nossos irmãos, na maioria das vezes os animais foram tão ignorados quanto as pessoas de outra cor, os deficientes e as mulheres.

Bastaria conhecermos um único exemplar de uma espécie animal para perdermos a vontade de comê-los. Depois que alguns patos vêm bater o bico em nosso jardim de inverno para nos avisar que estão com fome, certamente deixamos de comê-los.

Na verdade, bastaria aprendermos a conhecer e entender uma única pessoa em sua essência para respeitarmos toda vida humana. O mesmo se daria com as árvores e flores e até com as pequenas plantas pouco vistosas. Bastaria conhecermos de fato a vida apenas em suas incontáveis formas para sentirmos o respeito mais profundo por ela. Ou, em outras palavras: se nos abrirmos para a vida, iremos amá-la e respeitá-la em todas as suas formas.

(Re)conhecendo os altos e baixos da vida

As derrotas como proteção contra a petulância

A história nos ensina que as chamadas "vitórias de Pirro" são, na verdade, derrotas do rei de mesmo nome. Por outro lado, derrotas podem converter-se em vitórias quando são entendidas, aceitas e ordenadas.

Estão sempre ligadas a decepções. Estas podem frustrar ou fazer justiça ao próprio nome e acabar com as ilusões. Porém, quanto mais enxergamos as ilusões, melhor enxergaremos o mundo, que, como bem sabem os orientais, é uma única ilusão ou *maia*.

Por outro lado, quem sempre vence todas as batalhas na vida só vencerá a si mesmo quando morrer e, por fim, irá cair na armadilha das ilusões e parar no leito de morte. Sobre as decepções que causam, as derrotas podem, ao contrário, transmitir aquela humildade que, de todo modo, tem de ser aprendida. Além disso, nas derrotas podemos aprender mais e, sobretudo, conhecer melhor as pessoas. Elas podem nos ajudar a distinguir os verdadeiros dos falsos amigos, pois os vencedores são amados por todos, enquanto os perdedores, apenas pelos verdadeiros amigos. Os perdedores têm outra vantagem: recebem compaixão de graça, enquanto os vencedores têm de dar duro para merecer a inveja.

Nesse sentido, e quando se tem em mente a lei da eterna transformação, muitas vezes a derrota é a preparação para uma vitória, assim como a vitória é o início de uma derrota. Enquanto o perdedor pode renascer das cinzas como a fênix, os vencedores podem cair. Especialmente, é claro, quando se deixam seduzir pela soberba, que, como se sabe, precede a queda. É o que também a Bíblia pretende dizer com sua afirmação: "Os últimos serão os primeiros."

Perdoar para facilitar o percurso da vida

Protegendo-se da vingança

"Conhecendo tudo, tudo perdoarás", dizia Thomas A. Kempis. Isso simplesmente significa que nossa indisposição para perdoar é consequência de nossa ignorância. Quanto mais conhecimento tivermos, com mais facilidade perdoaremos.

Quem não consegue perdoar é, inevitavelmente, rancoroso, o que lhe traz desvantagens, pois terá de carregar pela vida inteira todo o rancor que nutre por outra pessoa. Aonde quer que tente ir, o indivíduo rancoroso terá de carregar seu fardo e, assim, muitas vezes sem perceber, acaba sendo arrastado por seu "inimigo" ao longo da vida. O peso torna-se maior quando o sentimento de ofensa se converte em desejo de vingança. Seria muito mais fácil e traria muito mais alívio deixar esse fardo de lado e perdoar.

Vale a pena analisar qual é a nossa relação com o motivo da contenda. Iremos aprender com essa análise e nos liberar mais facilmente do assunto e das pessoas ligadas a ele.

Quem foi ofendido também fica com o sofrimento entalado na garganta. Nesse sentido, o conselho de John Berry — "Perdoe seu vizinho antes de esquecer a ofensa" — é bastante claro, pois somente assim conseguimos reaver a energia que despendemos com a situação. Portanto, quando usamos o perdão para fazer com que aquele de quem guardamos rancor também se sinta melhor, deixamos nossa vida incrivelmente mais leve e muitos incômodos para trás. Esta é uma das maiores fontes de energia.

Contudo, o perdão também pode ser mal interpretado quando parte de cima ou é dado de maneira especulativa. Segundo H. G. Born: "Deve-se perdoar a vingança mais nobre", e ele não deixa de ter razão. Mas o máximo ideal do perdão é expresso pela seguinte citação judaica: "A mais elevada e difícil de todas as lições morais é perdoar quem ofendemos."

Aprendendo a ver o acaso como regra no jogo do universo

Protegendo-se do caos

"O acaso é o pseudônimo que Deus se dá quando não quer ser reconhecido", diz um ditado, exprimindo, assim, que nada na Criação está fora da grande ordem. Estabelecer-se intelectualmente no cosmos ou no caos é uma das decisões mais fundamentais da vida. O primeiro leva à religião, enquanto o segundo conduz, a curto prazo, à ciência e, a longo prazo, igualmente à religião, sobretudo quando se reflete com coerência e tempo suficiente, como fizeram físicos como Werner Heisenberg. Dizia ele: "O primeiro gole do copo das ciências naturais nos torna ateus; porém, no fundo do copo, Deus nos aguarda." Max Frisch reconheceu: "Os acasos são coisas que, necessariamente, acabam acontecendo conosco." É interessante notar que, em hebraico, as palavras para destino e acaso têm a mesma raiz. O destino é a salvação enviada (do latim *salus* = salvação), que nos cabe por lei e estimula nosso crescimento. No entanto, muitas vezes não reconhecemos o destino como salvação, pois nossa disposição para aprender é menor do que a necessidade de crescer.

O conceito habitual de acaso sugere que algo acontece conosco sem que haja algum sentido por trás. Por conseguinte, isso nos leva a imaginar a Criação como um caos qualquer. No âmbito pessoal, quando os acasos são considerados negativos, tendemos a imaginar um destino injusto, contra o qual temos de nos opor com todos os meios. Já quando os acasos são felizes, falamos algumas vezes de sorte não merecida. Contudo, do ponto de vista da concepção espiritual do mundo, nenhum dos dois pode existir. Tanto a sorte quanto a falta dela são igualmente vistas como merecidas, mesmo que nem sempre consigamos compreender as ações que nos levaram a um determinado destino.

Muitas vezes só compreendemos retrospectivamente que, no todo, o destino foi muito bom conosco. Isso corresponde à experiência de ter acontecido o que desejávamos ou algo melhor. No entanto, se nos colocássemos em sintonia com o principal verso do Pai-Nosso — "Seja feita a Vossa vontade" —, desde o início poderia sempre acontecer o que desejamos.

Diferença entre responsabilidade e culpa

Protegendo-se da projeção

O fato de sermos responsáveis por tudo em nossa vida não significa que somos culpados de tudo. Essa frase é apropriada para esclarecer muitos mal-entendidos. Se quisermos resolver nossos problemas pessoais e coletivos, teremos de aprender a distinguir responsabilidade de culpa, o que não é muito difícil quando analisamos as palavras mais de perto. O termo "*respo*nsabilidade" já contém a chave e indica que devemos encontrar as respostas para os desafios da vida. Em outras línguas, isso se torna ainda mais nítido. O inglês *responsibility* significa "capacidade de responder" (*ability to respond*). Muito semelhantes são o francês *responsabilité* e o italiano *responsabilità*, que designam a mesma coisa.

Em contrapartida, a culpa é um conceito religioso, estreitamente ligado ao pecado. No texto bíblico primitivo, pecar tem o nome de *hamartanein*, que significa tanto "isolar-se" quanto "perder o ponto". Portanto, uma pessoa pecadora é alguém que se isolou de Deus, ou melhor, da unidade. É alguém que perdeu o ponto (central) na mandala e que está à margem de seu caminho na vida. Por conseguinte, é também alguém que desembarcou no mundo dos opostos, da polaridade. Como isso vale para todos nós, nesse sentido também somos pecadores, o que no catolicismo é expresso com o conceito de pecado original. Desse modo, pecar é algo de que ninguém está isento. Por isso, não existe razão para o duradouro comércio do pecado que se espalhou em muitas religiões. Como a culpa é algo tão fundamental, não faz sentido redistribuí-la constantemente e deixar-se abater por seu peso. No entanto, até hoje a projeção da culpa é uma das principais ocupações da sociedade. Da medicina à política, não há onde ela não se sinta em casa. Em princípio, culpados são sempre os outros, as bactérias ou os adversários políticos, o empregador ou, frequentemente, também o sócio. Uma vez que já não se pode distinguir culpa de responsabilidade, ninguém mais quer, de fato, assumir esta última. O resultado é a falta dela, que também experimentamos em todos os contextos, da medicina à política.

A solução estaria em lidar com mais cuidado e, sobretudo, de maneira mais limpa com o conceito da culpa e voltar a dizer "sim" para a responsabilidade. Responder pelos próprios atos seria, então, a chave para resolver todos os problemas possíveis, antigos e novos. Quem assume suas responsabilidades poderá, como diz a expressão, tomar as rédeas da própria vida, além de ser seu mestre e dono.

Reconhecendo o amor como oportunidade

Protegendo-se dos equívocos

"A guerra é pai de todas as coisas", dizia Heráclito ao se referir a Marte, deus da guerra e antepassado da agressão. Tudo que tem pai também precisa ter uma mãe. Do ponto de vista mitológico, apenas Vênus, deusa do amor, poderia cumprir esse papel, uma vez que também era a parceira, ainda que ilegal, de Marte. Assim, o amor se torna a segunda metade de nossa realidade. Contudo, ele perdeu tanta importância para nós que temos apenas uma palavra para todas as suas variantes, enquanto os gregos ainda contam com pelo menos três: *philia*, o amor da amizade; *eros*, o amor sensual; e *agape*, o amor divino ou celestial.

A limitação a uma palavra leva a muitos equívocos. Especialmente a confusão entre amor divino e amor humano cria uma boa quantidade de problemas, tais como o ciúme. Obviamente, não temos nada contra Jesus também amar nosso vizinho, mas não admitimos que nossa esposa tenha o mesmo sentimento por ele. Portanto, trata-se aqui de dois tipos de amor.

O verdadeiro amor, que, ao contrário do amor humano orientado para a posse, dirige-se a Deus, pressupõe sinceridade, vibração e ressonância com o outro, ainda desconhecido. É um amor que sempre quer incluir, e nunca excluir. Além disso, não pretende estar relacionado a limitações e prescrições terrenas; afinal, ele é divino e assim quer ser visto e tratado.

Por conseguinte, o matrimônio, que também é designado como instituição, deve ser visto sob critérios totalmente diferentes. Em primeiro lugar, pouco tem a ver com o amor, ainda que este muitas vezes termine em casamento, o que não raro já marca o começo do fim do amor.

Não é por acaso que Vênus-Afrodite, deusa do amor, é filha de Urano, deus do céu e do mar. Na forma do membro decepado de Urano, o céu masculino une-se ao espumante mar feminino, e dessa união surge Afrodite, aquela que nasceu da espuma. Não há representação mais bela da união entre os elementos ar e a água do que a espuma e sua delicada forma.

Quem tentar pegar a fina espuma ou apenas alcançá-la já irá destruí-la. O amor nascido da espuma não se deixa reter e escapa a todas as tentativas de manipulação ao desaparecer. O amor só permite ser vivido e amado. Não pode ser prolongado, governado ou influenciado deliberadamente. Quem tentar possuí-lo colherá ciúme, que nada tem a ver com o amor, embora, nos tempos modernos, às vezes seja visto de outro modo. A máxima "você não me ama, pois nem está com ciúme" mostra quão profundamente nos enredamos em equívocos e quão necessário seria voltar a unir-se à verdadeira origem do amor.

Descobrindo o ciúme

**Protegendo-se do pensamento
equivocado de posse**

O ciúme é uma guerra com Deus no coração, que conduz à guerra entre as pessoas. É uma das doenças mentais mais disseminadas, embora apenas raramente seja nomeada dessa forma. Sua raiz é o desejo de possuir uma ou mais almas. Semelhante absurdo só é conhecido pelo diabo, que, intitulado por Cristo senhor deste mundo, também deve ter contribuído para criar tal sentimento. Ele representa o mundo do qual é senhor e sua tendência a dividir tudo em opostos e em dualidade. Portanto, também é responsável pela discórdia e pelo desespero. E poucas coisas são tão apropriadas para levar as pessoas ao desespero como o ciúme.

De modo geral, tudo começa com o amor — aquele sentimento celestial que permite a união de todas as coisas. Amando, podemos abraçar Deus e o mundo, viver de brisa e amor, pois nos sentimos magníficos e em união com todas as coisas. Todavia, quem quer abraçar o mundo inteiro costuma reagir com espanto quando é limitado em relação a esse sentimento singular.

O caminho mais seguro para o ciúme passa pela ideia de posse e de exclusão. "Se você me ama, você me pertence e não pode amar mais ninguém." A partir dessa formulação, logo se desenvolve a tendência para o exato polo contrário do amor, e a discórdia se inicia. Em termos mitológicos, este já é o fim do céu e o começo do inferno.

No início, a pergunta "você ainda me ama?" pode ser respondida com sinceridade e, evidentemente, com um "sim". Porém, se começar a ser feita com certa frequência, a resposta virá mais insegura e, por fim, a pessoa questionada se sentirá, na verdade, interrogada e já não saberá se ainda ama o parceiro inquisidor. Já os que não pressionam seu parceiro de maneira tão ofensiva e exigente acabam se tornando cada vez mais atraentes com o passar do tempo. Assim, o sofrimento segue seu curso, que, por fim, confirmará a suspeita do cético inquisidor e poderá ser concluído com aquele pertinente dito popular: "O ciúme é uma paixão que busca com sofreguidão aquilo que o sofrimento cria."

O planejamento da vida

Como evitar perder o caminho

Existem dois tipos de sabedoria: a de planejar com antecedência e a de não planejar. Se observada mais de perto, essa contradição desaparece. Quem vive para o dia de hoje sem planejamento, sem consciência nem objetivo irá perder no jogo da vida. No entanto, quem reconhece a vida como um jogo e vive cada momento com consciência alcança melhor seu objetivo sem planejamento. Contudo, em geral, essa segunda postura requer experiência com a primeira.

"Olhai para as aves do céu, que nem semeiam, nem segam, nem ajuntam em celeiros; e vosso Pai celestial as alimenta." Essa observação extraída de Mateus 6, 26 pode ser a salvação para pessoas que dedicaram sua vida a Deus e à unidade por um tempo suficiente. Pois, em algum momento, todo sistema terreno tem de ser abandonado para dar espaço à última realidade.

Todavia, quem simplesmente vive para o dia de hoje sem consciência nem planejamento corre o risco de desperdiçar sua vida, mesmo quando, em alguns momentos, desembarca no aqui e agora. A vaca que rumina no pasto ensolarado também vive o momento e, no entanto, não é iluminada. No início de seu caminho, uma pessoa pode ganhar muito se incluir a unidade (e, com ela, Deus) em seu planejamento, de maneira que sua vida receba uma orientação e um objetivo. Somente assim ela conseguirá aprender a distinguir as ações que apenas trazem complicações daquelas que estimulam o desenvolvimento.

Quem passou seu tempo no mundo dos opostos, com as polêmicas que nele acontecem, e sente vontade de desenvolver-se e libertar-se de todos os grilhões e de todas as amarras pode dedicar-se à busca de Deus. Desse modo, um planejamento pode facilitar seus primeiros passos. Porém, em algum momento ao longo desse caminho, ele irá perceber que o planejamento que por muito tempo foi bom e útil começa a estorvá-lo. É chegado, então, o momento de libertar-se dele. Embora Deus, ou melhor, a unidade, devesse "ser parte" fundamental do planejamento da vida, no final das contas, o encontro com a unidade não pode ser planejado.

Praticando a lentidão

Protegendo-se da correria

"Quanto mais devagar você caminhar, mais rápido irá crescer", diz uma antiga máxima. Em tempos de correria, esse pensamento poderia ser redentor. Cada vez mais pessoas tornam-se vítimas de um ritmo de vida crescente e acabam caindo em um redemoinho feito de sintomas de agitação. A vida acelerada cobra seu tributo. Milhões de pessoas têm uma carga excessiva de trabalho, e esse excesso muitas vezes lhes é comunicado em forma de sintomas, como o zumbido no ouvido.

A lentidão como ritual torna-se, então, uma âncora de salvação para uma vida que corre o risco de perder o rumo. Todos os exercícios de atenção e meditação apostam em coisas simples, que se desenvolvem em seu tempo e podem ser observadas. No zen-budismo, o fluxo ininterrupto da respiração é respeitado; no kinhin, o ato de colocar o pé no chão é feito de maneira consciente; nas meditações, o mantra ecoa em nosso interior. Naturalmente, todo ritual em geral vive da consciência nele empregada.

O caminho mais rápido para levar o progresso adiante é tornar-se mais lento, retrocedendo cada vez mais nas ações para deixar que as coisas aconteçam. Quanto menos interferirmos, tanto melhor as coisas irão se desenvolver, e um progresso espiritual poderá, então, assumir seu curso. Tempo e espaço tornam-se cada vez menos importantes à medida que nos aproximamos do momento atemporal do aqui e agora e começamos a sentir a liberdade do presente.

Reconhecendo a realidade e a verdade

Protegendo-se das ilusões

A realidade é simplesmente aquilo que produz algum efeito. Ela não se preocupa com o que pensamos dela. Se as pessoas, em suas brincadeiras mentais, fazem o Sol girar ao redor da Terra ou a consideram um disco, isso não altera a realidade. Ela segue seu curso e nos deixa brincar. Mas quanto ao modo como funciona, isso é outra história.

Somos hóspedes tardios nesta Terra e estamos na situação de ter de jogar um jogo cujas regras, de maneira geral, não conhecemos nem entendemos. Tentativa e erro determinam nossos dias até vivermos a verdade. Do ponto de vista de todas as religiões e tradições, só podemos enxergar a última verdade no estado da libertação ou da iluminação, quando encontramos o reino de Deus dentro de nós, quando mergulhamos na experiência da unidade ou atingimos o nirvana. São muitas as palavras que descrevem o uno inominável.

Comum a todos esses estados de unidade diferentemente descritos é a completa ausência de resistência. Quem passa pela experiência da unidade vive tudo tal como é; está no momento, no presente e sem nenhuma resistência. O inverso é igualmente válido: quando não contamos com nenhuma experiência de unidade, vivemos na resistência — presos no mundo de *maia* e de seus dois grandes ilusionistas: o espaço e o tempo. Coerentemente, os orientais chamam esse estado de "mundo da ilusão".

Como uma maioria considerável de pessoas estabeleceu-se confortavelmente nesse estado, ele não as assusta tanto quanto a verdade. Portanto, para surpreender os outros, basta dizer a verdade. Ela não precisa ser combatida nem defendida, pois simplesmente existe, sempre existiu e continuará existindo. Diante desse pano de fundo, nossos jogos podem parecer ridículos como um olhar lançado à história da humanidade, com as tentativas de suas supostas autoridades de forçar a realidade a fazer parte de seu respectivo esquema de crenças. A verdade permanece intacta.

Por outro lado, nossa verdade pessoal, determinada por nossa pequena realidade, é sempre relativa, assim como três fios de cabelo na sopa representam uma quantidade relativamente grande, mas na cabeça são poucos. Diante desse pano de fundo, todas as lutas pela verdade tornam-se ainda mais inúteis, pois, nesse plano, ninguém está sempre errado. Mesmo um relógio parado marca a hora certa uma vez no dia.

Antes de tentarmos nos aprofundar na experiência da unidade, faríamos bem em compreender as leis que agem neste mundo, como a da polaridade e a da ressonância.

O tempo e sua qualidade

Protegendo-se da desorientação

"Nada no mundo é tão poderoso quanto uma ideia cuja hora tenha chegado", formulava Victor Hugo. No entanto, nada no mundo pode impedir o declínio de uma ideia quando sua hora chegou ao fim. Foi o que mostrou a derrocada do bloco oriental, quase como em um jogo de dominó. Como qualquer outra coisa, o tempo tem seu aspecto qualitativo além daquele quantitativo. Na Antiguidade, o primeiro era representado por Kairós, e o segundo, por Cronos. Hoje, conhecemos apenas Cronos, que mede a quantidade com sua ampulheta.

No entanto, todo o mundo sabe que os feriados têm uma qualidade diferente dos dias úteis, que nas férias o tempo passa mais rápido do que nos dias de trabalho, que datas como aniversários, Ano-Novo ou Natal são períodos com uma qualidade especial. Falamos do tempo de casar e do tempo de se apressar, de tempos difíceis e de tempos bons.

Contudo, assim que descobrimos a qualidade do tempo e começamos a trabalhar com ela — por exemplo, no âmbito da astrologia —, temos novamente de desmascará-la como ilusão. No fim das contas, da forma como vivemos o tempo no dia a dia, em sua antiga quantidade e nova qualidade, ele não existe.

Não podemos viver no passado nem no futuro. Toda vida só pode acontecer no momento do aqui e agora. Embora possamos manter uma ligação com o passado e nos ocupar de assuntos que deixamos por resolver, ou sonhar com o futuro e temê-lo, não podemos viver no passado nem no futuro. Quando regredimos ao passado por meio da psicoterapia — por exemplo, no âmbito da terapia da reencarnação —, é apenas para nos libertarmos dele em favor do presente. Somente então a vida se torna possível, e tudo deve ter esse momento como objetivo. Se reconhecermos isso a tempo, talvez sejamos poupados de diversos sintomas, que como poucos podem nos obrigar a viver no momento. A dor, por exemplo, é sempre agora, mas uma pessoa depressiva, ainda que de maneira assustadora, também imerge no momento presente. Um passado, por mais belo que tenha sido, interessa-lhe tão pouco quanto um futuro apresentado em cores luminosas. É agora que ela está depressiva. Seria muito mais fácil e agradável para ela reconhecer o momento presente como um exercício que lhe está sendo oferecido e transformá-lo no objetivo de sua vida, por exemplo, durante a meditação.

Descobrindo a divagação, a distração e o entretenimento

Protegendo-se da futilidade

"A vida é uma contínua divagação que nem sequer consegue entender sobre o que divaga." Assim Franz Kafka descreveu um dilema, que, certamente, desde a sua época, cresceu consideravelmente. Stefan Zweig vê a seguinte possibilidade de defesa: "O segredo de toda grande arte e até mesmo de todo desempenho terreno é a concentração, a união de todas as forças, todos os sentidos. Se uma tarefa, seja ela grande ou pequena, tem de ser cumprida, precisamos dedicar toda a nossa vontade a uma única coisa e dominar toda divagação ou distração." Zweig, o autor de *Momentos Decisivos da Humanidade*, devia saber do que estava falando, uma vez que se aproximou literariamente das pessoas nesses momentos especiais da história da humanidade e que tornou imortal a qualidade desses momentos e dos desempenhos que os homens produziram.

A distração nos mantém em uma posição inferior, como bem revela o termo alemão.* Atualmente, ela preenche o tempo livre depois do expediente, que se degenera cada vez mais em tempo despendido na frente da televisão, levando famílias inteiras a passar o final do dia de maneira relativamente despretensiosa. É o caso de nos perguntarmos do que a sociedade do entretenimento pretende se distrair ao buscar uma programação que propõe diversão ininterrupta? No fundo, esse tipo de entretenimento serve para que as pessoas se distraiam e se desviem de problemas e desafios da própria vida. Contudo, a distração é exatamente o oposto daquela concentração no que é essencial, tal como recomendado por Stefan Zweig.

A isso se opõem experiências construtivas no sentido da meditação e da contemplação, do aprofundamento intelectual e do estímulo para lidar com os próprios objetivos e as próprias visões de vida. Dizia Henry David Thoreau: "Influir na qualidade do dia é a mais elevada das artes!"

---

* Em alemão, o termo *Unterhaltung*, que tem o sentido de "entretenimento" ou "conversa", é desmembrado pelo autor na locução *unten halten*, que literalmente significa manter embaixo, em uma posição inferior. (N. da T.)

A posse e a obsessão

Protegendo-se da avidez

"Somos viajantes na Terra, e viajantes não devem carregar muita bagagem, pois ela pode ser um estorvo para eles." Essa frase de Sócrates poderia, no mais autêntico sentido da palavra, tornar as coisas mais leves para nós. Quem está sempre consciente do que é capaz de carregar não transportará nem suportará muito peso em longos percursos. Em vez disso, a leveza do ser poderia entrar no jogo da vida, e somente então poderíamos reconhecer nossa própria existência também como um jogo. Só é possível viver de maneira despreocupada e leve depois que nos livramos do lastro mais pesado.

Que dinheiro precisa de mais dinheiro é uma máxima sem graça, mas totalmente indiscutível. Por outro lado, dinheiro também pode dar alegria e dar sustento à vida. Além da quantidade, ele também possui uma qualidade, exatamente como o tempo. Atualmente, quase ninguém presta atenção nesse segundo aspecto, embora seja muito fácil perceber, por exemplo, o que acarretam os lucros da especulação na bolsa. O dinheiro ganho com uma profissão que se tenha por vocação tem uma qualidade muito diferente daquele oriundo de um simples emprego.

Quem redescobre a qualidade da posse escapa do perigo de ser possuído pelo dinheiro e pela posse. A essa obsessão, que antigamente era classificada, com razão, como grave doença mental, só podem sucumbir os que se importam exclusivamente com a quantidade do dinheiro. Quem vive de sua propriedade e sabe administrá-la é totalmente independente do valor do dinheiro. Seja como for, ele não pretenderá vendê-la, pois nela vive e dela tira seu sustento.

O valor do dinheiro interessa apenas aos especuladores. Vale a pena refletir sobre o fato de estarmos nos transformando cada vez mais em povos especuladores, que arriscam a própria aposentadoria nos modernos cassinos das bolsas de valores. Por que participar de um jogo no qual só se pode perder? Pois mesmo quem lucra especulando na bolsa só obtém dinheiro de qualidade duvidosa, que certamente não irá salvá-lo. Já quem perde a aposentadoria num jogo como esse, além de ficar pobre, priva sua velhice da devida tranquilidade. A isso se acrescenta o fato de que bolsas de valores não tiram férias. Por conseguinte, os especuladores tampouco terão as suas — e assim também desaparece o descanso dos períodos de regeneração.

A avidez é sempre punida, e as bolsas e os cassinos são os instrumentos mais simples para essa punição. Seria mais fácil e traria mais alívio libertar-se da avidez e não permitir que o dinheiro ganho honestamente se transforme em possuidor e dominador. Ao contrário, que ele seja usufruído e investido em coisas e projetos que proporcionem alegria.

Permitindo-se a própria felicidade

Protegendo-se do desânimo

Felicidade é querer tudo o que se recebe. Para tanto, temos apenas de perder a esperança de receber tudo o que queremos. Ou, como dizia George Bernard Shaw: "Uma pessoa sensata adapta-se ao mundo; a insensata tenta adaptar o mundo a seus desejos. Por isso, o progresso depende dos insensatos." Segundo essa definição, obviamente todos os políticos pertencem ao grupo dos insensatos, razão pela qual muitas vezes os sensatos esperam pouco deles. Passar para o grupo dos sensatos poderia facilitar em muito a vida e tirar a pressão de cima dela, porém, não a responsabilidade, no sentido de que, obviamente, continuaria valendo encontrar respostas para as grandes questões da vida.

"Seja feita a Vossa vontade", rezam os cristãos. Realmente livre é quem quer o que tem de querer, diz a sabedoria popular, exprimindo o mesmo que Krishnamurti,* para o qual a liberdade seria a falta de possibilidades de escolha. Todas essas referências permitem concluir que se deve abrir mão de resistir ao destino e adaptar-se às circunstâncias da vida. Contudo, trata-se mais de uma questão de inteligência do que de fé, pois a vontade Dele é indiscutível, quer se reconheça, quer não.

A felicidade é alcançada assim que reconhecemos Sua vontade como a mais elevada. Por um lado, nossa própria vontade é assim disposta e subordinada e, portanto, aliviada; por outro, desse modo, passamos a viver em um mundo aceitável — simplesmente porque o aceitamos. Aceitar o que é dado já é felicidade; infelicidade é ficar insatisfeito com ele.

A felicidade também se dá quando as exigências que nos são feitas encontram-se em harmonia com nossas capacidades para cumpri-las e quando sentimos que estamos progredindo. Se as exigências forem demasiado elevadas, o desenvolvimento das próprias capacidades leva a uma felicidade renovada. Se forem muito pequenas, a busca por novos e maiores desafios já nos faz felizes. De maneira geral, vale o seguinte conselho: tente mudar menos o mundo do que a si mesmo.

---

* Filósofo e místico indiano. (N. da T.)

Quem combinar a disposição de aceitar o que vier com a devida ressonância terá todas as oportunidades de se tornar um felizardo e só precisará abrir o coração e os braços para dar as boas-vindas à felicidade.

Adquirindo sabedoria

Protegendo-se da arrogância

"Sei que nada sei", dizia Sócrates, que dominava o conhecimento de sua época, mas mirava muito mais longe. Segundo a sabedoria popular, o tolo diz o que sabe, e o sábio sabe o que diz. Mas o que é sabedoria? Afirma Lao-Tsé: "Quem conhece os outros é inteligente. Quem conhece a si mesmo é sábio."

A sabedoria está muito além do conhecimento. Ela pode resultar do conhecimento, mas não necessariamente. Somente quando o conhecimento adquire profundidade e é relacionado aos próprios pensamentos e às imagens anímicas é que ele consegue ganhar aquela dimensão mais profunda que chamamos de sabedoria. Os estudiosos de ciências humanas também reúnem conhecimento, mas somente ao assimilá-lo é que se tornam filósofos, ou seja, alguém que ama a sabedoria.

Pessoas que sabem muitas coisas podem facilmente se vangloriar e se tornar arrogantes. Como Sócrates, os sábios sabem que pouco ou nada sabem diante da grande ordem da Criação. O reconhecimento de sua pequenez diante do universo permite que continuem modestos e não desdenhem de ninguém. Sabem ou sentem que tudo e todos estão em seu lugar. Assim, não perdem a sensatez.

Os arrogantes só voltam a se unir a eles mais tarde, pois a arrogância precede a queda, e esta é apenas uma questão de tempo. Quem prefere poupar-se da derrocada evita ascensões pretensiosas e permanece realista em seus progressos. Tem como objetivo conhecer a si mesmo e dirige o conhecimento adquirido para si. Sua vida tem em vista as experiências externas e, sobretudo, as internas. Tal pessoa será sempre alguém que busca — pelo menos até encontrar a si própria e se tornar una consigo mesma e com tudo.

Os sintomas como auxílio ao desenvolvimento

Protegendo-se do imobilismo

"Agradeço a Deus minhas limitações, pois com elas encontrei a mim, meu trabalho e meu Deus", dizia Helen Keller, a americana que nasceu cega e surda e que se tornou portadora de esperança para muitos outros deficientes.

Com essa visão, todos os problemas, incluídos os diversos sintomas, tornam-se indicadores do caminho que leva à perfeição. Pois todo erro e todo sintoma oferecem a oportunidade de aprender o que nos faltava até então. Porém, se o que falta é integrado, crescemos pouco a pouco até finalmente ficarmos completos e sãos. Nesse sentido, vale dizer que nada é mais forte do que uma fraqueza.

Richard Bach admitia: "O sofrimento ajuda a corrigir alguma coisa. Ele dirige o olhar para a lição que, do contrário, não entenderíamos, e nunca conseguimos nos libertar sem antes compreender essa lição." Por essa razão, o sofrimento e, nesse sentido, também a doença, são mais importantes para o nosso desenvolvimento do que a saúde, que, de certo modo, tem um caráter apenas teórico. A esse respeito, dizia Novalis: "O ideal da saúde perfeita é interessante somente do ponto de vista científico. O que realmente interessa é a doença, que pertence à individualização."

Thomas Mann exaltava ainda mais a doença ao fazer um de seus personagens de *A Montanha Mágica* dizer: "... o sintoma da doença é a atividade amorosa disfarçada, e toda doença é o amor transformado". Susan Sonntag escreveu em *A Doença como Metáfora*: "Depressão é melancolia, descontados os seus encantos, a sua vivacidade e as suas explosões de humor." Em 1920, em suas cartas a Milena em que falava de sua própria tuberculose, Franz Kafka dizia: "Estou mentalmente doente; a doença no pulmão é apenas um transbordamento da doença mental."

Por conseguinte, para que os sintomas físicos do problema se reorganizem, o sintoma mental precisa, antes, ser resolvido. Desse modo, temos de manter a mente em ordem para proteger nosso corpo. Por outro lado, também deveríamos ser bons com nosso corpo, para que nossa alma gostasse de morar nele, conforme formulava Teresa de Ávila.

Autoconhecimento

Protegendo-se da própria cegueira

"Os erros são como os faróis do carro. Os dos outros são sempre mais claros", diz o ditado popular. Infelizmente, porém, são justamente nossos próprios erros que temos de reconhecer, pois apenas assim teremos mais saúde e avançaremos em nosso desenvolvimento. Em contrapartida, reconhecer os erros alheios nos torna mais arrogantes e presunçosos. Por conseguinte, é muito mais fácil tornar-se arrogante do que saudável. Assim, infelizmente, a maioria das pessoas segue por esse caminho largo e confortável.

Contudo, a própria Bíblia já não deixa dúvidas de que, se quisermos avançar em nosso desenvolvimento, temos de considerar, sobretudo, nossos erros, mesmo quando eles são difíceis de ser encontrados. Pois tendemos a não ver a trave em nosso olho, mas logo percebemos e conferimos importância a qualquer argueiro no olho de nosso semelhante. A simples interpretação dos nossos próprios sintomas nos leva adiante. Interpretar e tratar os sintomas alheios, tal como fazem os médicos, é louvável, mas obviamente estimula menos o desenvolvimento, tal como infelizmente os próprios médicos muitas vezes também comprovam.

Graças aos próprios sintomas, pessoas como Hildegard von Bingen, Teresa de Ávila ou São Francisco de Assis se superaram e se curaram, ou melhor, se tornaram santas. Uma enxaqueca foi o que colocou Hildegard nesse caminho; no caso de Teresa de Ávila, foi um infarto; e uma psicose agitada transformou o conhecido *playboy* de uma cidade em São Francisco de Assis.

De maneira análoga, cada um de nós pode reconhecer retrospectivamente quão valiosos foram os próprios erros e sintomas para o progresso pessoal. No fundo, disso podemos tirar apenas uma conclusão: precisamos observar a nós mesmos em vez de diagnosticar os outros. Em vez de procurar problemas nos outros, vale a pena encarar a própria vida e, sobretudo, as rupturas e os problemas, os sintomas e os golpes do destino que nela ocorrem. Aprendemos muito ao interpretá-los.

Aprendendo com o yin e o yang

Protegendo-se da unilateralidade

"Quando Deus criou o homem, como todo artista *Ela* fez primeiro um esboço", diz um contundente ditado do movimento feminista. Saber que o homem, que corresponde ao yang, também traz em si partes do yin, e vice-versa, que a mulher também contém aspectos do yang poderia diminuir o combustível na guerra entre os sexos.

Afinal, ambos têm de realizar tudo em si próprios. Para a mulher, no mais tardar a partir da meia-idade, a principal tarefa se torna o desenvolvimento de seu polo oposto, o yang, enquanto para o homem trata-se de desenvolver o yin. Desse modo, o mais fácil seria submeter-se desde o início ao próprio esquema de vida, ou seja, como mulher, concretizar primeiramente o polo feminino e, a partir da meia-idade, o masculino, enquanto o homem inicia com o yang e vai avançando oportunamente para o yin. Para o homem antes da meia-idade, sua parceira representa a *anima*, o componente feminino da alma. Depois do ápice da vida, ele tem de assumir essa tarefa e integrar o feminino em si mesmo. O homem se reflete em sua mulher até o ponto mais elevado da vida, o clímax; em seguida, ela também terá de cuidar de seu próprio *animus*.

Para ambos, a meta são as chamadas núpcias alquímicas, uma união em nível superior, cujo resultado é que o ser humano encontra ambos os lados em si mesmo e os funde em um todo. Poderíamos considerar o conjunto da vida um exercício em relação à união desses opostos. Trata-se sempre de superar a polaridade, de crescer além dela. Até mesmo o verso bíblico "submetei a terra...", muitas vezes interpretado como exortação ao mau uso da Criação, permite entender que deveríamos nos elevar sobre a terra, o reino da polaridade, e tornar-nos unos com tudo.

Aprendendo a compreender a polaridade, o mundo dos opostos

Protegendo-se dos ataques vindos do reino das sombras

Se a ordem ocupa metade da vida, como nos ensina o provérbio, a desordem deve ocupar a outra metade. Embora não seja esse o sentido do provérbio e dos educadores, que não se cansam de citá-lo, não deixa de ser verdade. Pois tudo na Criação tem seus dois lados. "Quem sobre rosas se deita, deve contar com espinhos", diz outra experiência com a polaridade. Goethe foi extremamente original ao fazer Mefisto dizer em *Fausto*: "Sou parte daquela força que sempre quer o mal e sempre acaba fazendo o bem." Corremos perigo constante para alcançar o reverso dessa sabedoria atemporal e querer fazer o bem, enquanto, sem perceber, fazemos o mal. Dois mil anos de história cristã ilustram essa possibilidade deprimente.

"Porque és morno, e não és frio nem quente, vomitar-te-ei da minha boca", diz Cristo, e nos encoraja justamente a nos arriscarmos em um dos dois extremos da polaridade. Essa é uma estação indispensável em todo caminho rumo ao desenvolvimento, e toda tradição aconselha, a seu modo, a fazer essa excursão no mundo dos opostos.

Quem quiser poupar-se desse caminho muitas vezes será alcançado pelo polo que evitou e até mesmo reprimiu. A chamada sombra é o maior perigo para nós. O destino de muitos grandes políticos que lutaram pela paz não foi nada agradável, visto que se tornaram vítimas da violência — violência como sombra da não violência.

Somente quando o polo oposto e seu mais desagradável representante, a sombra, estão integrados na vida e conseguimos reconhecer ambos os lados da realidade é que a polaridade pode ser superada e a unidade, considerada pertinente. Então, vale outra frase dita por Cristo: "Se alguém te bater na face esquerda, oferece-lhe também a direita." Até hoje, essa importante lei é ignorada, tal como no *best-seller* *The Secret* [O Segredo], que se dedica exclusivamente à lei da ressonância, apresentando-a como o grande segredo. Quem reagir a ela viverá um despertar terrível em meio à polaridade, sendo alcançado pela lei ainda mais importante dos opostos. Nesse sentido, seria natural familiarizar-se desde o início com esse aspecto discrepante do mundo e ajustar-se a ele em todas as circunstâncias, até que algum dia se consiga a liberdade com a obtenção da unidade.

Reconhecendo a essência dos acidentes e acasos

Protegendo-se das agressões

"A felicidade e a infelicidade só aparecem quando chamadas", diz um provérbio chinês. Para a concepção ocidental e espiritual do mundo, os acasos são o que acontece a alguém conforme uma lei. Disso também provém a solução, segundo a qual existe apenas um meio para evitar acidentes: andar próximo a Deus. Do ponto de vista poético, isso significa aproximar-se da unidade, submeter-se à grande lei e mergulhar no momento do aqui e agora.

Se os acidentes e acasos são correções surpreendentes no caminho do destino, obviamente se tornarão mais desnecessários quanto mais consciente e espontaneamente seguirmos o caminho traçado. Quem se une ao todo e nele vê a marca de Deus deixará de se opor à lei e dificilmente se desviará do caminho. Não precisará de advertências em forma de acasos e acidentes.

Tal como a grande escola da vida, a pequena escola da infância já ensinava algo semelhante. O aluno que seguisse espontaneamente as prescrições ficava livre das broncas dos professores, pois estes não podiam nem queriam surpreendê-lo. Ele recebia as provas necessárias não como ciladas, mas como etapas que deviam ser superadas sem muito alarde.

Quem compreende os acidentes como correções do caminho acaba por torná-las supérfluas, uma vez que, com esse conhecimento, se perde com menos frequência. Quem se informa sobre o caminho naturalmente se perde menos vezes.

No entanto, quando os acidentes e os acasos são indicações de Deus, ou melhor, do destino, e, por outro lado, temos o reino de Deus dentro de nós, também não há dúvida de que encontraremos nosso próprio centro, ou seja, Deus ou a unidade, em nós mesmos e que passaremos a pensar, a agir e a viver a partir dele.

A coragem como estímulo

O que fazer para não fugir da vida

"Acoragem também pode significar certa falta de imaginação e, além disso, originar-se de uma espécie de valentia característica dos homens, que, na verdade, é uma tolice. De resto, não é nada audaz brincar com a morte. Realmente audaz seria brincar com a vida. A esse respeito, diz Lao-Tsé: "Um homem aparentemente corajoso arrisca a própria vida, um homem de fato corajoso arrisca-se a viver."

Por outro lado, além da temeridade e, às vezes, também do desespero, a coragem revela um elixir da vida, decisivo para os passos que nos desafiam ao desenvolvimento. Conscientizar-se das sombras e iluminar os cantos mais escuros da própria alma são atos que requerem a máxima coragem. Ousar dançar com a polaridade e travar parcerias desafiadoras que estimulam o crescimento são medidas que também requerem uma enorme coragem. Goethe disse certa vez que o prazer e o amor são asas para os grandes atos. Ambos, porém, exigem muita coragem. Pois pouca coisa é tão suspeita em nossos semelhantes quanto o prazer e o amor vividos. Como a maioria das pessoas não se atreve a abordar esses temas, passam a suspeitar daqueles que ousam trazer esse tipo de vivacidade para sua vida.

Viver com coragem e arriscar a própria vida é, simplesmente, o desafio que temos pela frente. E muito do que requer nossa coragem é importante para nosso desenvolvimento. Naturalmente, são mais fáceis e soltos os passos que não requerem coragem. Mas são as coisas difíceis e até mesmo arriscadas que devemos ousar a qualquer preço. São elas que nos desafiam. Atacá-las, mesmo sabendo que são arriscadas, e enfrentá-las como uma questão complicada na vida requerem toda a nossa coragem.

A recompensa, nesse caso, é acenada com o desenvolvimento, enquanto no polo oposto da falta de coragem e da fuga para a resignação nada há que se ganhar além de mais confusão. Pode até ser comum enterrar aos 80 anos uma pessoa que já está morta aos 40, mas não deixa de ser lamentável. Pois talvez os corajosos nem vivam muito, mas a maior parte dos cautelosos simplesmente não vive. Por outro lado, seria muito mais arrebatador levar a vida segundo o lema: "Viva intensa e perigosamente!"

Entendendo a espontaneidade como oportunidade

Como não enferrujar

Se a vida é ritmo e tudo flui, aferrar-se a alguma coisa é o início da morte, ao passo que a espontaneidade é o adubo da vida. A essa ideia corresponde um conselho nada cerimonioso: "Seja espontâneo; o diabo tem dificuldade em acertar alvos móveis." Isso significa que quem está em movimento e vive em seu próprio ritmo não cai tão facilmente nas armadilhas da polaridade.

A vida do momento é automaticamente espontânea. Dar ao momento o que ele requer é, acima de tudo, uma boa definição para a espontaneidade. Em contrapartida, a tentativa de deter o tempo, de capturar o momento, sempre conduz a decepções. Quem estende a horas os minutos que eram plenos certamente colherá tédio e vazio.

No entanto, são poucas as coisas que as pessoas acham mais extenuantes do que a espontaneidade, uma vez que ela exige a total renúncia aos conceitos e às medidas de segurança. Preservar a própria originalidade requer esforço constante, coragem e, sobretudo, defesa contra a maciça pressão à adaptação, exercida por uma sociedade estabelecida no conformismo. A maioria das pessoas nasce como original e morre como cópia simplesmente porque é muito mais fácil imitar modelos e papéis do que encontrar e percorrer o próprio caminho. Todavia, desse modo elas vivem no constante perigo de se desprenderem do papel (assumido). Mas quem não deseja essa condição deveria, antes, não assumir nenhum papel. Pois apenas quem é autêntico e espontâneo consegue relaxar no momento que vive. Não precisa temer as pernas curtas (às vezes um pouco mais compridas) da mentira, pois se liberta na verdade.

Vivendo com os elementos

Protegendo-se do que não é natural

"No ser humano há fogo, ar, água e terra, e é nesses elementos que ele consiste. Do fogo ele recebe o calor do corpo; do ar, a respiração; da água, o sangue; e da terra, o corpo... Esses quatro elementos fundamentais encontram-se tão intrinsecamente interligados e unidos que nenhum deles pode se separar do outro. Por estarem tão presos uns aos outros, podem ser chamados de partículas elementares de todo o cosmos." Há pouco que se acrescentar a essas palavras de Paracelso, a não ser que entre nós, homens modernos, a relação com os elementos foi passando cada vez mais para o segundo plano. O resultado é tamanha distância da natureza que, desde a época de Paracelso, começamos a ameaçar maciçamente a base de nossa própria vida.

Com exercícios simples, poderíamos reconquistar o acesso ao mundo dos elementos. Quem costuma andar descalço nos dias quentes de verão recebe não apenas uma maravilhosa massagem reflexológica, como também reencontra uma relação com a terra. Quem se permite experimentar a leveza em águas termais consegue não apenas renovar sua relação com a água, mas também passar por uma incrível e relaxante experiência de regressão e, de certo modo, vivenciar o retorno ao ventre materno. Seja como for, passamos os primeiros dez meses lunares sem gravidade, flutuando no líquido amniótico. Nesse período em que experimentamos a unidade, desenvolve-se em nós a confiança primordial, a base de toda a autoconfiança posterior. Imergir novamente nesse tempo é uma dádiva que renova e aprofunda o acesso ao elemento anímico água e às imagens anímicas correspondentes.

Uma experiência com a respiração integrada, uma técnica respiratória bastante simples e, no entanto, profunda, pode reavivar em nós as possibilidades celestiais do elemento ar. A energia do fogo pode ser ativada, por exemplo, quando estimulada pela experiência da energia Kundalini durante um ritual tântrico de amor ou ainda pela respiração integrada. Isso nos leva a sentir o fluxo ardente da energia ao longo da coluna vertebral.

Campos e ritmos

Protegendo-se da apatia

"A experiência ensina que, se estabelecermos um ritmo forte, outros ritmos sobrevirão. A vibração no sentido de ressonância é a base do amor e de todo o convívio humano. Por isso, a surdez é sentida como sendo tão ruim quanto a cegueira, pois ela impede nossa vibração.

Quando muitos vibram juntos, o extraordinário se torna possível, pois os ritmos comuns fazem surgir campos. Estes têm uma força arrebatadora, capaz de fascinar as pessoas. Assim nascem os movimentos, as avalanches, os modismos e as ondas. O que é "in" tem um campo e força para influenciar os outros no sentido da vibração. Quando alguém sonha, trata-se de um sonho; quando muitos o sonham, ele é começo de uma nova realidade.

A pior punição é a recusa da ressonância da vibração. Assim, para um artista, geralmente é preferível que façam uma crítica áspera e engajada de sua obra a ignorá-la. A esse respeito, diz George Bernard Shaw: "O pior pecado em relação a nossos semelhantes não é o ódio, mas a indiferença: ela constitui o cerne da desumanidade."

Com efeito, vibrar é algo primordial no ser humano; rejeitar a vibração, ao contrário, é desumano. É por isso que as pessoas gostam tanto de se balançar e dançar e amam ser embaladas e acalentadas. Em contrapartida, a indiferença como recusa à ressonância é insuportável. Desse modo, o isolamento em uma cela de prisão torna-se a pior tortura de que os homens são capazes. Ele nega a vibração e, não raro, leva à loucura. Se a ressonância for totalmente impedida às crianças, como nos terríveis experimentos feitos para se descobrir a chamada língua primitiva, elas morrerão em pouco tempo. Ainda que nesses experimentos elas tenham recebido cuidados materiais, foi-lhes negado todo contato humano.

A vibração é a humanidade viva, enquanto seu oposto conduz para fora da vida rumo à morte. A respiração é vida, com seu constante movimento de expiração e inspiração. Quem tem dificuldade para respirar está quase morto. Por isso, vale a pena vibrar respirando e participar do ritmo ativo da vida. Desse modo, estar protegido por um campo e sentir seus ritmos também proporciona uma grande satisfação a muitas pessoas e esclarece a necessidade de associações e partidos, de grupos e movimentos.

O amor como meta na vida

Protegendo-se da frieza e da rigidez

"O melhor remédio para o ser humano é o ser humano, a forma mais elevada do remédio é o amor." Esse ditado atemporal de Paracelso coloca o amor em um contexto terapêutico, que na medicina moderna já não desempenha nenhum papel. Não obstante, continua correta e espera ser redescoberta por terapeutas e médicos.

Naturalmente, o verdadeiro campo do amor é o jogo de relações da sociedade. Nele, uma multiplicidade de planos é considerada. Por exemplo, Antoine de Saint-Exupéry dizia: "Amar não significa olhar no fundo dos próprios olhos, e sim olhar na mesma direção." Com essa frase, ele obviamente se refere a um plano de relacionamento entre parceiros que vai muito além do plano romântico.

Chama-se de "paixão" o estado de uma intoxicação geralmente de curta duração do córtex cerebral, com base na qual o coração quente predomina sobre a cabeça fria. Contudo, infelizmente esse estado, que, na maioria das vezes, é sentido como arrebatador e maravilhoso, não dura muito, de maneira que a cabeça fria consegue anunciar seu regresso usando de argumentos racionais, que são inimigos naturais da paixão e do amor. O álcool também pode levar a um estado semelhante e, por isso, não raro ajuda no início da paixão.

Em contrapartida, o amor divino, na Antiguidade designado como ágape, é o que desempenha o papel decisivo nas religiões e no caminho espiritual. Ele representa o plano mais elevado da união e já não precisa se preocupar com assuntos como ciúme, uma vez que ninguém tem dúvida de que Deus ou Cristo, Buda ou Alá não participam do jogo mesquinho da delimitação. Assim, ninguém espera ser amado exclusivamente por Cristo. Ninguém se ofenderá se Deus amar a vizinha da mesma forma. Poderíamos tomar esse plano máximo do amor, no qual se trata de nos tornarmos unos com tudo, como um exemplo para nossas tentativas humanas nas questões do amor.

Apêndice

Outras obras de Rüdiger Dahlke

Aggression als Chance. Be-Deutung und Aufgabe von Krankheitsbildern wie Infektion, Allergie, Rheuma, Schmerzen und Hyperaktivität. C. Bertelsmann, Munique, 2003. [*A Agressão como Oportunidade — Significado e Função dos Sintomas das Doenças como Infecção, Alergia, Reumatismo*, publicado pela Editora Cultrix, São Paulo, 2005.]

Arbeitsbuch zur Mandala — Therapie. Hugendubel, Munique, 1999.

Bewusst fasten. Wegweiser zu neuen Erfahrungen. Goldmann, Munique, 1996.

Das Gesundheitsprogramm. Vital durch Atmung, Bewegung, Ernährung und Entspannung. Hugendubel, Munique, 2004. [*O Programa de Saúde de Rüdiger Dahlke — Tenha mais Vitalidade com a Alimentação, a Respiração, o Exercício e o Relaxamento*, publicado pela Editora Cultrix, São Paulo, 2007.]

Das grosse Buch der ganzheitlechen Therapien (Org.). Integral, Munique, 2007.

Das grosse Buch vom Fasten. Goldmann, Munique, 2008.

Das senkrechte Weltbild. Symbolisches Denken in astrologischen Urprinzipien. (De Rüdiger Dahlke e Nikolaus Klein.) Ullstein, Berlim, 2004.

Depression. Wege aus der dunken Nacht der Seele. Goldmann, Munique, 2006. [*Depressão — Caminhos de Superação da Noite Escura da Alma*, publicado pela Editora Cultrix, São Paulo, 2009.]

Der Körper als Spiegel der Seele, Gräfe und Unzer, Munique, 2007.

Der Weg ins Leben. Schwangerschaft und Geburt aus ganzheitlecher Sicht. (De Margit e Rüdiger Dahlke/Volker Zahn.) Goldmann, Munique, 2004. [*O Caminho para a Vida — Gravidez e Parto Levando em Conta o Ser Humano como um Todo*, publicado pela Editora Cultrix, São Paulo, 2005.]

Die Leichtigkeit des Schwebens. Beschwingte Wege zur Mitte. Heyne, Munique, 2005.

Die Notfallapotheke für die Seele. Langen/Müller, Munique, 2007.

Die Psychologie des blauen Dunstes. Be-Deutung und Chance des Rauchens. (De Margit e Rüdiger Dahlke.) Knaur, Munique, 2000.

Die wunderbare Heilkraft des Atmens. Körperliche, seelische und spirituelle Regeneration durch unsere elementare Fähigkeit. (De Rüdiger Dahlke e Andreas Neumann.) Integral, Munique, 2001. [*A Respiração como Caminho de Cura — Regeneração Física, Psíquica e Espiritual Através da Nossa Capacidade mais Elementar*, publicado pela Editora Cultrix, São Paulo, 2009.]

Entschlacken, Entgiften, Entspannen. Natürliche Wege zur Reinigung. Hugendubel, Munique, 2003. [*Desintoxicar e Relaxar — Caminhos Naturais de Purificação*, publicado pela Editora Cultrix, São Paulo, 2006.]

Fasten Sie sich gesund. Das ganzheitliche Fastenprogramm. Hugendubel, Munique, 2004. [*O Jejum como Oportunidade para Recuperar a Saúde*, publicado pela Editora Cultrix, São Paulo, 2006.]

Frauen-Heil-Kunde. Be-Deutung und Chancen weiblicher Krankheitsbilder. (De Margit e Rüdiger Dahlke/Volker Zahn.) Goldmann, Munique, 2003. [*A Saúde da Mulher — Significado, Interpretação e Perspectivas das Doenças Femininas*, publicado pela Editora Cultrix, São Paulo, 2005.]

Gewichtsprobleme. Be-Deutung und Chance von Übergewicht und Untergewicht. Knaur, Munique, 2000.

Habakuck und Hibbelig. Eine Reise zum Selbst. Ullstein, Berlim, 2004.

Herz(ens)-Probleme. Be-Deutung und Chance von Herz und Kreislaufsymptomen. Knaur, Munique, 1990.

Krankheit als Sprache der Seele. Be-Deutung und Chance der Krankheitsbilder. Goldmann, Munique, 1999. [*A Doença como Linguagem da Alma — Os Sintomas como Oportunidades de Desenvolvimento*, publicado pela Editora Cultrix, São Paulo, 1999.]

Krankheit als Symbol. Handbuch der Psychosomatik, Symptome, Be-Deutung, Bearbeitung, Einlösung. C. Bertelsmann, Munique, 1996. [*A Doença como Símbolo — Sintoma, Significados, Tratamento e Remissão*, publicado pela Editora Cultrix, São Paulo, 2000.]

Krankheit als Weg. Deutung und Be-Deutung der Krankheitsbilder. (De Thorwald Dethlefsen e Rüdiger Dahlke.) Goldmann, Munique, 1998. [*A Doença como Caminho — Uma Visão Nova da Cura como Ponto de Mutação em que um Mal se Deixa Transformar em Bem*, publicado pela Editora Cultrix, São Paulo, 1992.]

Lebenskrisen als Entwicklungschancen. Zeiten des Umbruchs und ihre Krankheitsbilder. Goldmann, Munique, 2002. [*As Crises da Vida como Oportunidades de Desenvolvimento — Fases de Transformação e seus Sintomas de Doenças*, publicado pela Editora Cultrix, São Paulo, 2005.]

Mandalas der Welt. Hugendubel, Munique, 1985/1998. [*Mandalas — Formas que Representam a Harmonia do Cosmos e a Energia Divina*, publicado pela Editora Pensamento, São Paulo, 1991.]

Meditationsführer. Wege nach innen. (De Margit e Rüdiger Dahlke). Schirner, Darmstadt, 2005.

Reisen nach Innen. Geführte Meditationen auf dem Weg zu sich selbst. Ullstein, Berlim, 2004. [*Meditação Orientada — Viagens de Descoberta do Eu Interior*, publicado pela Editora Cultrix, São Paulo, 2007.]

Richtig essen. Kanur, Munique, 2008.

Säulen der Gesundheit. Körperintelligenz durch Bewegung, Ernährung und Entspannung. (De Rüdiger Dahlke, Baldur Preiml e Franz Mühlbauer.) Goldmann, Munique, 2001.

Schlaf — die bessere Hälfte des Lebens. Integral, Munique, 2005. [*O Sono Como Caminho — Dormir Bem para Viver Bem*, publicado pela Editora Cultrix, São Paulo, 2008.]

Verdauungsprobleme. Be-Deutung und Chancen von Magen-und Darmsymptomen. (De Rüdiger Dahlke e Robert Hössl.) Knaur, Munique, 2001.

Vom Essen, Trinken und Leben. Mit allen Sinnen kochen. (De Rüdiger Dahlke e Dorothea Neumayr.) Haug Sachbuch, 2007.

Von der Weisheit unseres Körpers. Interview mit der Gesundheit. Knaur, Munique, 2004.

Wage dein Leben jetzt! Coppenrath, 2007.

Wege der Reinigung. (De Rüdiger Dahlke e Doris Ehrenberger.) Heyne, Munique, 2002.

Woran krankt die Welt? Moderne Mythen gefährden unsere Zukunft. Goldmann, Munique, 2003.

Worte der Heilung. Schirner, Darmstadt, 2005.